Inteligência Musical Essencial

Louise Montello

Inteligência Musical Essencial

A Música como Caminho para a Cura, a Criatividade e a Plenitude Radiante

Tradução
GILSON CÉSAR CARDOSO DE SOUSA

EDITORA CULTRIX
São Paulo

Título original: *Essential Musical Intelligence.*

Publicado mediante acordo com a Theosophical Publishing House, 306 West Geneva Road, Wheaton, IL. 60187 USA.

Dados Internacionais de Catalogação na Publicação (CIP)
(Câmara Brasileira do Livro, SP, Brasil)

Montello, Louise
Inteligência musical essencial : a música como caminho para a cura, a criatividade e a plenitude radiante / Louise Montello ; tradução Gilson César Cardoso de Sousa. — São Paulo : Cultrix, 2004.

Título original: Essential musical intelligence
Bibliografia
ISBN 85-316-0867-8

1. Música — Aspectos psicológicos
2. Musicoterapia I. Título.

04-7986 CDD-615.85154

Índices para catálogo sistemático:

1. Musicoterapia 615.85154

O primeiro número à esquerda indica a edição, ou reedição, desta obra. A primeira dezena à direita indica o ano em que esta edição, ou reedição, foi publicada.

Edição 1-2-3-4-5-6-7-8-9-10-11

Ano 05-06-07-08-09-10-11-12

Direitos de tradução para a língua portuguesa
adquiridos com exclusividade pela
EDITORA PENSAMENTO-CULTRIX LTDA.
Rua Dr. Mário Vicente, 368 — 04270-000 — São Paulo, SP
Fone: 6166-9000 — Fax: 6166-9008
E-mail: pensamento@cultrix.com.br
http://www.pensamento-cultrix.com.br
que se reserva a propriedade literária desta tradução.

Impresso em nossas oficinas gráficas.

Sumário

À doce memória de
Jean Scully

Agradecimentos

Inúmeras pessoas contribuíram para a concepção, a gestação e o nascimento deste livro. A todas, meus mais profundos agradecimentos e bênçãos. Em particular, agradeço à minha entusiástica agente, Andrea Pedolsky, que plantou em mim a semente da literatura, ajudando-me a cultivar e colher a safra de Inteligência Musical Essencial [IME].

Muitos agradecimentos também ao pessoal da Quest Books: Sharron Dorr, minha editora; Renee Smith, publicista; Dan Doolin, desenhista; e minha amável Jane Lawrence, da editoração.

Quero registrar minha gratidão especial à apurada musicista Rachel Z, que tanto me ensinou sobre IME. Agradeço também profundamente a meu amigo e mentor, Ted Coons, por seu constante afeto e apoio. Sou grata ainda à minha maravilhosa "família" do Himalayan Institute, por alimentar-me a alma; igualmente, a Sondra Farganis e Gina Walker, da New School University, pela inspiração e encorajamento.

Todo o meu reconhecimento aos professores incríveis que tanto me inspiraram no caminho da cura pela música: John Beaulieu, John Diamond, Pir Vilayat Khan, Saraswati O'Neill, David Hykes, Susan Osborne e Barbara Hesser; bem como aos meus guias espirituais, que me assistiram a cada passo da redação do presente livro.

Meu amor e minha gratidão a Jay Kantor, por ter despertado em mim a pesquisadora; a John Bell, que tornou possível a pesquisa; a Bonnie Hirschhorn, pela amizade e a acolhida em seu aprazível retiro campestre; e a meus colegas músicos, Peter Matthews, Jeff Fountain e Roger Mannin, que ajudaram a manter viva a minha música enquanto eu escrevia o livro.

Também agradeço à minha família pelos dons da música, alegria e honestidade de expressão, que me permitiram dançar ao ritmo de meu próprio tambor.

Gostaria, em especial, de agradecer aos muitos alunos e clientes notáveis que, ao longo dos anos, encantaram minha vida. Sem vocês, este livro não seria possível. Por último, rendo tributo à minha Inteligência Musical Essencial pela fonte constante de beleza e luz, que me ajudou a compreender e a transformar a escuridão indizível.

Prefácio

A graça da Inteligência Musical Essencial, forma mais elevada de energia criativa que existe, oferece não só aos músicos, mas a todas as pessoas, a oportunidade de curar e transformar a própria vida.

A dra. Louise Montello elaborou um método simples e direto de chegar ao fundo da mente subconsciente para nos livrar da dor e do sofrimento causados por agressões, terrorismo, negligência, abandono e vício. Suas técnicas especiais ajudam-nos a usar a música com a finalidade de sintonizar tanto os aspectos positivos quanto os negativos de nós mesmos e, assim, modificar nossas características insubmissas e às vezes destrutivas. Transformando o "veneno" de nossa vida em remédio, graças à dedicação à música, podemos transmudar essa energia numa força positiva, capaz de curar a nós mesmos e ao planeta.

Dado que encara de frente a essência curativa da alma, a Inteligência Musical Essencial permite-nos adquirir um equilíbrio imediato. Os exercícios práticos da dra. Louise mostram-nos como deixar que a satisfação da música crie harmonia, segurança, paz e abundância em nossa vida, sempre que disso precisamos, dia após dia.

O dom da verdadeira criatividade já não é um segredo só de posse de uns poucos músicos "escolhidos". Agora, todos podem encontrar a chave para o contato com a luz da alma mediante a música. A descoberta da Inteligência Musical Essencial pela dra. Louise Montello é um presente de cura para todos nós.

— Rachel Z
Pianista, compositora e artista da Sony/RED
Dezembro de 2001

Nota ao Leitor

Uma vez que muitos dos conceitos e idéias discutidos ao longo do livro foram colhidos em tratados místicos avançados, tanto antigos quanto modernos, alguns termos talvez não sejam familiares ao leitor. Para ajuda, consulte o glossário no final da obra. Há também apêndices que o auxiliarão a encontrar, por exemplo, músicas adequadas e instrumentos musicais, além de uma lista alfabética dos exercícios com números de página.

Além disso, o leitor encontrará relatos intercalados no texto, apresentando clientes cuja jornada pessoal esclarece os princípios da IME. Os nomes e os detalhes pessoais foram alterados para proteger-lhes a privacidade; as histórias, porém, são todas verdadeiras.

Para maior facilidade de leitura, observe o leitor que emprego indiferentemente "inteligência musical", "IME" e "Inteligência Musical Essencial".

Introdução

Vê profundo o bastante e verás música;
o coração da natureza é, em toda parte, música,
se conseguirmos atingi-lo.
— *Thomas Carlyle*

O poeta sufi Hafiz, do século XIV, contou certa vez uma história sobre a origem sagrada da música. "No princípio", explicou, "Deus modelou uma estátua de barro como uma imagem do Divino e ordenou à alma humana que penetrasse nela. A alma se recusou, considerando essa encarnação forçada uma espécie de cativeiro. Estava acostumada a flanar livremente pelas esferas celestes, sem peias e sem rédeas. Então Deus convocou os anjos para tocarem sua música. A canção angélica extasiou a tal ponto a alma que ela entrou de bom grado no corpo da estátua, acreditando que fruiria melhor a música numa forma física." "Mas", prossegue Hafiz, "a música dos anjos era mais do que um truque de Deus. Muitos sustentam que, ouvindo-a, a alma penetrou no corpo; na realidade, porém, a própria alma era música."[1]

O conto de Hafiz destaca a força e o mistério da Inteligência Musical Essencial, nossa habilidade inata de utilizar música e som para atingir níveis mais profundos de autoconsciência e transformação, o que leva à integração mente-corpo-espírito e à plenitude radiante. A música não apenas desperta a vida da alma dentro de nós como, literalmente, constitui a essência vibratória da alma e da totalidade da vida. Assim, quando estamos intensamente concentrados na execução ou na audição da música, naturalmente nos desligamos das limitações da mente racional e lingüística para mergulhar num estado de consciência mais criativo, simbólico, expandido, onde nos tornamos um com a vibração da alma — o cerne ilimitado, onisciente e infinito de nosso ser.

Em muitas tradições espiritualistas e seculares, a música é reverenciada como o caminho mais direto para o contato com o eu profundo. Procure recordar algumas de suas experiências com o canto, a execução e a audição de música. Nota certas mudanças no corpo ou na mente quando essas lembranças despertam? Algumas de minhas recordações mais vívidas incluem ouvir música *gospel*, cantar o nome de Deus nas tradições hinduísta e sufi, ceder à paixão do momento durante *jam sessions* improvisadas. Cada um desses instantes musicais literalmente fez arrepios correr-me pela espinha, enchendo-me de admiração e alegria inexplicáveis. Só o fato de imaginá-los agora já cria em mim uma sensação parecida, embora de menor intensidade. No decorrer dessas experiências musicais, nossa alma é sacudida e despertada. Sentimo-nos verdadeiramente plenos, vinculados naturalmente a uma realidade mais profunda, quase transpessoal.

A Inteligência Musical Essencial está presente em todas as pessoas no instante do nascimento. Dado que se associa à vida da alma, sem dúvida estava presente também em sua realidade antes de você nascer e estará a seu lado, como essência anímica, após a morte. A IME pode ser observada no modo como um bebê espontaneamente utiliza som e melodia para acalmar-se quando experimenta desconforto ou rejubilar-se com a bênção de sentir-se plenamente vivo. A IME é ativada e usada pelo bebê quando ele estabelece sua própria identidade emergente, separada da Mãe, na forma de singelas canções improvisadas que vai orgulhosamente repetindo ao longo do dia. É a força motora do talento do prodígio musical e das pessoas com a síndrome do superdotado. Representa também um importante catalisador para o desenvolvimento emocional de adolescentes e jovens.

Em algum ponto do caminho, porém, muitos de nós perdemos a conexão com a IME. Toda vez que, de um modo ou de outro, a crença em nossa capacidade criativa é abalada, especialmente na infância, perdemos um pedacinho de espírito, que é o vento sob as asas da inteligência musical. Pessoas cuja vida é sempre trabalho e nunca diversão isolam-se da IME porque não se permitem tempo para apenas "ser", para olhar dentro de si mesmas e explorar as esferas arquetípicas e imaginativas fora da consciência comum. Até músicos profissionais, obrigados desde cedo a renunciar à alegria e à liberdade de simplesmente tocar música para executá-las, costumam manter um relacionamento ambivalente com ela.

Este livro versa sobre o modo de recuperarmos essa conexão. À medida que você for aceitando a Inteligência Musical Essencial, tornar-se-á naturalmente mais responsável no exercício do livre-arbítrio, que lhe permitirá criar sua própria realidade. Pela ligação com a IME, aprenderá a distinguir as coisas que se harmonizam com o caminho de sua alma daquelas que limitam seu crescimento pessoal e sua liberdade de expressão. Quando atingir esse estado de autopercepção, já não acusará ninguém por suas próprias falhas e sofrimentos. Pode ser um rude despertar: somos, de fato, criaturas aferradas aos hábitos e às vezes achamos difícil desligarmo-nos de padrões conhecidos de pensamento e sentimento, ainda que eles nos mantenham em estados físicos e mentais indesejáveis. Como você sabe, a resistência à mudança é uma tendência humana natural. Mas com tempo, paciência e prática, a IME prevalecerá.

Capítulo 1

Sua Inteligência Musical Essencial

A Inteligência Musical Essencial é a capacidade natural de usar a música e o som como instrumentos de auto-reflexão e transformação, com vistas à saúde e ao bem-estar perfeitos.

Imagine começar o seu dia num recanto tranqüilo da natureza, onde possa sentar-se em silêncio para devanear e ouvir, de coração aberto, os sons sutis da vida que pulsa dentro e fora de você, e que delicadamente lhe revelam os segredos de sua alma...

ou

Imagine-se sozinho numa fria noite de inverno, envolvido num cobertor quente e ouvindo o *Requiem* de Brahms, com velas acesas à volta e o coração a lamentar a perda de um ente querido que você não consegue esquecer...

ou

Imagine-se criando um som intencional (entonação) para dar voz àquela dorzinha persistente sob o ombro esquerdo. Sinta a tensão crônica dissolvendo-se ao calor criativo de seu eu expressivo, enquanto você se descontrai e permite que a música o conduza aonde precisa ir...

Todos esses cenários são exemplos de como você pode ativar a sua Inteligência Musical Essencial na vida diária. Cada qual reflete determinado nível de conforto e de intimidade que você pode aperfeiçoar graças à sabedoria, compaixão e criatividade de seu Eu Superior (ou alma), por intermédio do trato com a música. É minha opinião que somos esmagados pela dor, pelo sofrimento e pela ignorância quando nos distanciamos de nossa divindade inata e que a cura completa advém quando restabelecemos um vínculo consciente com esse aspecto de nós mesmos.

Embora a Inteligência Musical Essencial seja ubíqua e instintiva, você terá de fazer algum esforço para integrar *conscientemente* seu potencial de cura à vida cotidiana. Há duas fases complementares envolvidas no emprego da IME para a autocura e a transformação.

A primeira, que chamo de *atitude de testemunha*, pressupõe a prática da auto-observação e da audição interior. Testemunhar é o processo de olhar para dentro de si mesmo e tornar-se o observador dos intercâmbios da mente, do corpo e das emoções, em oposição a viver a vida no "piloto automático", sem muita percepção consciente. O testemunho pode ser desenvolvido pela prática formal da meditação, na qual você se senta silenciosamente por um certo período de tempo e acompanha o fluxo dos conteúdos mentais com um senso de distanciamento. Mas também pode ser praticado informalmente, em períodos escolhidos do dia, como um modo de calar o ruído da realidade exterior e, aos poucos, sintonizar a música profunda do eu interior. O processo de sintonizar essa música — a paisagem emocional e arquetípica que matiza tanto os estados de sonho quanto os de vigília — está associado à audição interior. A fim de nos envolvermos plenamente com a atitude de testemunha da IME, é importante cultivarmos a capacidade de ouvir com os ouvidos do coração — esse talento inato e intuitivo que nos permite ao mesmo tempo ouvir a música interior e compreender seu verdadeiro significado. Por exemplo, se você descobre, quando na atitude de testemunha, que é incapaz de manter a equanimidade e sucumbe a estados mente-corpo indesejáveis (dor, confusão, desespero, insensibilidade psicológica), deve invocar sua capacidade intuitiva de ouvir para obter um nível mais profundo de compreensão daquilo que está se passando em seu íntimo.

Quando souber melhor voltar-se para dentro e colocar-se na atitude de testemunha, logo tomará ciência dos pensamentos, sentimentos, sensações físicas e comportamentos que incrementam a saúde e a criatividade, tanto quanto dos que anulam seu sentimento de bem-estar. A fase de testemunha da Inteligência Musical Essencial exige que você suspenda regularmente suas atividades cotidianas e atente para o que está sentindo. Isso pode ser feito ao levantar-se, observando se e como certos estados somáticos, sentimentos e posturas poderão influenciar seu dia-a-dia; à tarde, ao fim do trabalho, como um modo de passar em revista a dinâmica da jornada; ou a qualquer hora do dia, quando sentir necessidade de equilíbrio e coerência entre a mente e o corpo.

Depois que seus estados emocionais forem aclarados e compreendidos durante a fase de testemunha, você poderá permitir-se mergulhar suavemente na essência mais profunda e mais musical de seu ser, onde, por intuição, conseguirá perceber aquilo de que precisa para tornar-se mais equilibrado e pleno. Nessa segunda *fase transformacional* do uso do IME, você poderá conscientemente, ou praticar atividades musicais específicas que ajudam a criar o equilíbrio interior, ou deixar que uma música ou som brote de uma fonte mais profunda (improvisação), como um agente de mudança para harmonizar e transformar as energias físicas, mentais e emocionais que estão na raiz de seu problema.

Por exemplo, se você trabalhou muito o dia inteiro num artigo de pesquisa e começa a sentir um prurido suspeito na garganta, tem várias opções: ignorar o prurido e esforçar-se para concluir o artigo; chupar algumas pastilhas contra tosse e continuar trabalhando; ou parar, conectar-se à Inteligência Musical Essencial e acatar a mensagem que seu corpo está querendo transmitir-lhe. No espaço intuitivo de sua inteligência musical, você talvez descubra que está realmente cansado e precisa de um pouco de lazer. Após espreguiçar-se, coloca uma música *big-band* e dança por alguns minutos, deixando que esse "ritmo fascinante" o leve para aonde precisa ir. Quando se sente agradavelmente cansado, desliga a música e percebe que o prurido se foi. Que aconteceu? Com muita probabilidade, a combinação de música e dança teve efeito salutar em seu sistema imunológico e até bloqueou uma infecção. Você se sente energizado e pronto para voltar ao trabalho.

A Inteligência Musical Essencial também pode ser utilizada para erradicar e modificar estados emocionais penosos. Muitos de nós, por exemplo, somos atormentados pela ansiedade de desempenho, que pode afetar tudo: desde a apresentação de um relatório numa reunião de colegas até o encontro com um empregador potencial ou o jantar com parentes! Você pode experimentar diversas táticas para repelir a ansiedade, como segurar o fôlego, imaginar que está em algum outro lugar ou contemplar o público como um cesto de melões. Quando essas estratégias falham, talvez arrisque remédios mais fortes como álcool, tranqüilizantes ou betabloqueadores. A raiz da ansiedade, porém, nunca desaparece. No entanto, se você ativar sua inteligência musical, tomará consciência da dinâmica emocional que está por trás da ansiedade e, alegremente, exteriorizará essa energia por intermédio de algum tipo de improvisação musical (uma batucada, por exemplo). Se a energia emocional é exteriorizada, compreendida e aceita (e não temida ou reprimida), pode ser aproveitada criativamente para alcançar os objetivos relacionados ao desempenho.

Desenvolver a atitude de testemunha é um pré-requisito da utilização da IME para fins de saúde e cura. Há inúmeros exercícios capazes de ajudar você a fortalecer sua capacidade de observar as modificações da mente-corpo. O meu favorito refere-se à percepção da respiração.

Percepção da Respiração

Reserve alguns minutos para observar sua respiração. Confortavelmente sentado, atente para o ar que penetra em suas narinas e depois é expelido. Continue acompanhando o movimento respiratório. Talvez note algumas acelerações ou pausas, e mesmo um leve estertor. Não tente modificar nada — apenas preste atenção. Talvez fique impaciente e resista a essa atividade auto-reflexiva. Mas é assim mesmo. Na próxima expiração, faça com que o ar liberte esses sentimentos de impaciência; e, ao inspirar de novo, concentre-se outra vez no ato respiratório. Se alguns pensamentos surgirem, esqueça-os por enquanto e só se preocupe com a respiração. Logo notará que sua consciência começa a mudar. Vai se sentir mais presente e mais ligado ao seu corpo, mais calmo e mais descontraído. Estará avançando então para a etapa de ser *versus* fazer. Pronto: você se transformou numa testemunha de seus estados interiores. Agora já pode, conscientemente, conectar-se com sua Inteligência Musical Essencial.

Uma vez assumida a atitude de testemunhar/ouvir, você estará apto a valer-se da IME para enfrentar problemas específicos de saúde, crises emocionais ou dificuldades de relacionamento do ponto de vista de seu Eu Superior infinitamente sábio e criativo.

Liz convalescia de um sério distúrbio alimentar. Utilizara a Inteligência Musical Essencial como uma maneira de alterar sua postura quando a fome aparecia e ameaçava empurrá-la para a comilança. Ela me descreveu o poder e a sacralidade de ligar-se à IME nos momentos de forte tentação:

> Eu estava a caminho do supermercado a fim de comprar comida para uma farra gastronômica. Sentia-me tonta e confusa, mas inteiramente dominada pela perspectiva da pândega. Enquanto caminhava, comecei a ouvir as pala-

> vras da canção que utilizamos na terapia: "Sei que posso conseguir..." Minha mente concentrou-se de novo na fome. Então ouvi o segundo verso da canção: "Sei que conseguirei resistir..." Acabara de escutar minha Inteligência Musical Essencial. Por momentos houve uma verdadeira batalha dentro de mim, mas por fim a IME venceu. Pus-me a cantar o resto da canção em voz alta, enquanto me dirigia à loja: "Não importam os obstáculos, minha vida está em Tuas mãos." Continuei repetindo os versos e, quando cheguei ao supermercado, comprei apenas os itens necessários a uma refeição saudável só para mim mesma. Nada mais. Senti-me abençoada e curada. Agradeço a presença da IME na minha vida.

Liz descobrira uma melodia *gospel* ("My Life is in Your Hands", de Kirk Franklin)[1] que ativou sua IME e permitiu-lhe conectar-se com o espírito, mesmo nos piores momentos. Quando ela apareceu pela primeira vez com a música na sessão de terapia, e começou a cantar enquanto eu a acompanhava ao piano, chorou incontrolavelmente por vários minutos. Perguntei-lhe o que estava sentindo e ela respondeu que, pela primeira vez na vida, não se sentia sozinha. Enquanto ouvia sua própria música associada às palavras da canção, Liz subitamente percebera uma inefável presença iluminando o seu ser. Naquele momento descobriu que estivera empanturrando-se para preencher seu vazio interior, usando o alimento como companhia. Agora ela sabe que possui algo capaz de irradiar afeto, zelo e amor sempre que se dispõe a ouvir a voz interior — sua Inteligência Musical Essencial.

Uma das maneiras de aprofundar a conexão com a IME é analisar as escolhas diárias que fazemos a fim de construir, para nós mesmos, um ambiente emocional e musical. Estará você, neste momento, recorrendo à música com o objetivo de manter um senso de equilíbrio emocional e físico, compreender-se melhor e dar voz às suas visões criativas? Você pode documentar seu relacionamento com a música e com o som por meio de um Diário de Percepção Musical e Sonora, fazendo registros diários que reflitam sua crescente capacidade para ouvir com os ouvidos do coração (intuição), bem como usar a música e o som para criar e modificar sua realidade interna e externa.

Diário de Percepção Musical e Sonora

Algumas idéias para os registros: como e por que a *Ária na Quarta Corda*, de J. S. Bach, ouvida enquanto você fazia compras no *shopping*, mudou seu estado de espírito? Por que o *Adágio para Cordas*, de Barber, parte da trilha sonora do filme *Platoon*, afetou seu humor enquanto você assistia à película? Que quererão realmente dizer esses insistentes fragmentos de canção que rondam seu cérebro? Outra sugestão: atente para os ritmos e sons específicos que vibram no espaço à sua volta (lavadora de pratos, sirenes, cascatas) e observe como eles influenciam seu equilíbrio.

Sistematicamente, observe de que maneira outros elementos da música — duração, melodia, harmonia (ou ausência dela), dinâmica e timbre — afetam seu corpo, sua mente e seu espírito, enquanto você ouve. Talvez deseje gravar o diário para incluir nele trechos musicais ou sua própria música — improvisações, canções, sons puros, etc. Assim, poderá examinar mais tarde as fitas para descobrir as mudanças em seu progresso musical e retomar o contato com a vibração de sua alma durante eventuais recaídas. É importante ouvir e fazer música diariamente. Quanto mais próximo você estiver de sua vida musical e espiritual em fase de evolução, maior acesso terá à sua IME.

Um modo mais rápido de retomarmos contato com a inteligência musical é evocar nossas mais antigas lembranças da música. Em criança, ouvir música quase sempre desperta sensações de espanto, admiração, alegria, júbilo e amor, que abertamente compartilhamos com nossos pais e entes queridos. Assim, para quase todos nós, essas velhas recordações refletem uma aura de segurança, confiança e fé na bondade do mundo que nos cerca. Trata-se, não raro, de nossa primeira experiência consciente da vibração do eu profundo.

Após anos de prática da terapia musical com pessoas de todos os tipos, às vezes parece-me que essa memória musical é como que uma pista para o anseio ou a missão da alma na presente existência. Espanta-me que a qualidade emocional da música quase sempre espelhe o temperamento da pessoa ao longo da vida.

Por exemplo, Samantha, uma brilhante psiquiatra com paixão pelo balé, literalmente começou a flutuar na poltrona quando evocou sua primeira lembrança musical, o *Carnaval dos Animais*, de Saint-Saëns, aos 2 anos de idade. Ela se lembrou de ter criado danças especiais para cada um dos bichos, enquanto os pais observavam com admiração. Ao longo da vida, essa cliente sempre utilizara espontaneamente a música e a dança como um meio agradável de chegar até a "amada criança" interior.

Outro cliente teve sua própria experiência musical aos 3 anos. Adam estava sentado à mesa com sua mãe deprimida, numa triste tarde de domingo, ouvindo Sandra Dee cantar *I'm Sorry* na vitrola. Disse-me que essa recordação, estranhamente, confortava-o e fazia-o sentir-se seguro. Compositor, Adam tinha um temperamento melancólico e sofria de um perpétuo complexo de culpa relacionado a seu crescente sucesso no mundo da música. Vale notar, com base nessa lembrança, que a vida da alma do jovem estava de certa forma velada pelo clima emocional de seus primeiros anos. A lembrança ajudou a explicar por que uma inclinação mais saudável para dar-se bem com o sucesso era sobrepujada por sentimentos de depressão e culpa, associados ao antigo relacionamento com a mãe. A história seguinte mostra como a recuperação de nossas antigas lembranças musicais pode ajudar a restaurar o nosso relacionamento com a Inteligência Musical Essencial.

Anna não fazia progressos na terapia devido a problemas dolorosos relacionados com negligência e abandono dos pais. Mostrava-se incapaz de ativar sua inteligência musical. Eu a induzia a meditar para recuperar a antiga lembrança da música. Essa lembrança veio logo:

> Eu era muito nova. Estava num ônibus com minha mãe, cantando *Thumbelina* (do conto de fadas de Hans Christian Andersen) e agitando-me para a frente e para trás no banco. Acho que eu cursava o jardim-de-infância, na época. O ônibus passou ao lado de um parque. Estávamos sentadas bem atrás do motorista. Era verão.

Pedi a Anna que descrevesse o tom emocional da lembrança. "Foi tudo muito bom", respondeu. "Continuei sem parar. As pessoas devem ter se aborrecido."

Quando ela saiu do estado de meditação, perguntei se conseguia lembrar-se de algum trecho da letra da balada. Para meu espanto, lembrava-se da letra inteira, embora não a ouvisse há mais de quarenta anos:

> Thumbelina, Thumbelina pequenina,
> Thumbelina dança, Thumbelina canta.
> Ó Thumbelina, que importa seres tão pequena?
> Quando amas de coração, és altíssima.

Ao concatenar a lembrança, Anna percebeu que mesmo em tenra idade sabia ser diferente de seus pais. Revelou-me que eles cantavam, mas sem alegria. Não conseguiam participar do fascínio e do deleite que Anna experimentava nessas ocasiões. Recordava-se da mãe, em particular, como de uma criatura distante e nebulosa. Anna por fim internalizou esse distanciamento e, quando mais velha, esqueceu seu grande amor pelo canto — o canal natural para a IME.

A pequena Anna estaria mesmo cantando para a mãe naquele ônibus a fim de despertá-la e ensiná-la a amar? Saberia, no âmago do ser, que o coração dela precisava abrir-se? Por que se mostrou tão insistente? Por que a mãe não a ouvia? Todas essas perguntas me cruzaram o cérebro enquanto eu tentava imaginar a situação de Anna em casa. Mas as respostas só chegariam numa etapa mais avançada do tratamento. O que agora realmente importava era o momento de transformação, quando Anna resgatou a experiência da IME, tão viva em sua infância. Recuperando a mais antiga lembrança que tinha da música, evocou o amor, parte essencial de sua natureza. Estivera durante anos sepultada sob camadas de esquecimento, mantendo presa sua alegria outrora sem limites. Conectando-se outra vez à Inteligência Musical Essencial, Anna pôde utilizar a música, particularmente o canto, para aos poucos ir transformando a indiferença numa nova vontade de viver e promover uma constante mudança criativa.

Sua Mais Antiga Lembrança Musical

Você poderá recuperar sem dificuldade sua mais antiga lembrança da música. Reserve alguns momentos para descontrair-se praticando o exercício da testemunha descrito acima. Quando seus pensamentos serenarem e seu corpo relaxar, viaje de volta no tempo — o mais longe que puder — e capte a mais remota lembrança de contato com a música. Ela deverá manifestar-se facilmente. (Se for difícil para você recapturar lembranças de infância, tente folhear um álbum de fotografias da época.) Fixe a primeira recordação que surgir. Faça com que ela se torne mais vívida evocando as cores, sons, aromas, sentimentos e sensações físicas que experimentou então. Registre suas impressões no Diário de Percepção Musical e Sonora.

Notou alguma ligação entre essa velha lembrança e seu atual relacionamento com a música? Que tem a dizer de seu temperamento, missão pessoal, vida amorosa? Agora, por alguns momentos, examine o notável aspecto de auto-reflexão da música. Em contato com ela, você poderá descobrir as origens de sua atual situação emocional. Quando aprender a ativar o poder de mudança da IME, conseguirá literalmente, com o tempo, recriar seu mundo interior para que ele reflita apenas os pensamentos, sentimentos e crenças em harmonia com seu ser superior.

Ao iniciar o processo de reaproximação com a IME, é importante que você se dê tempo para ficar longe das pressões da realidade exterior e aceder ao desejo de paz e sossego de sua alma. É nesses momentos de calma que a IME cobra vida. Trata-se na verdade de um processo antigo.

Por exemplo, o idioma sânscrito (muito próximo da linguagem da música) foi transmitido aos sábios indianos estando eles mergulhados em profunda meditação e contemplação. Na Grécia antiga, as pessoas física e emocionalmente enfermas viajavam para os templos de cura de Esculápio, onde eram induzidas a estados alterados por música suave, que lhes permitia acesso ao médico interior. Nesses estados alterados, tinham sonhos e visões que os levavam, simbolicamente, a transformar as causas de sua dor e sofrimento, promovendo curas miraculosas. Como se vê, a IME não é ativada pela mente consciente e sim pela esfera da imaginação, o domínio da alma. Nessa dimensão, não há o conceito de tempo: tudo acontece no eterno agora. Há ali infinitas possibilidades de criar e modificar a realidade. Quanto mais descontraidamente você viver e agir no mundo da imaginação, mais sua inteligência musical manifestará poderes curativos.

O Coração da IME

A Inteligência Musical Essencial está sempre presente em nossa vida, mas seu poder se torna mais disponível quando nosso coração se abre e achamo-nos num estado de receptividade, intuição, alegria ou prece. O motivo pelo qual as antigas lembranças da música são tão profundas é que, quando criança ou jovem, temos o coração aberto. Nessa época, ainda não levantamos as defesas que nos protegem do sofrimento nem desenvolvemos um ego forte, que leva adiante seus próprios interesses sem prestar atenção à voz pequenina e suave da Inteligência Musical Essencial.

Segundo os ensinamentos do misticismo oriental, o coração é a sede da alma e a alma é o elo entre o espírito e a personalidade. O espírito se expressa como energia emocional, matizada pela dinâmica de certos problemas arquetípicos com que temos de nos haver em determinada fase de nosso desenvolvimento. A emoção (*emotion*) está associada ao movimento (*motion*). Ela pode nos impelir para grandes sentimentos de autovalor, expressão criativa e reações harmoniosas... ou atirar-nos na dúvida, no sofrimento e na destruição. No nível do *chakra* do coração, começamos a distinguir emoções vivificadoras de emoções destrutivas. Quando nos abrimos para a música do coração, somos compelidos a agir por amor e compaixão, frente a nós mesmos e aos outros: reconhecemos que nossa energia maior é o amor.

Na maioria das grandes tradições espirituais da história, a música tem sido usada para despertar e purificar o coração. Segundo o *I Ching*, o Livro Chinês das Mutações, "a música consegue libertar as tensões do coração e aliviar a pressão das emoções". Os sábios chineses que escreveram o *I Ching* comparavam a música ao entusiasmo:

> O entusiasmo do coração exprime-se espontaneamente num assomo de canto, na dança e nos movimentos rítmicos do corpo. Desde tempos imemoriais o efeito inspirador do som invisível, que agita todos os corações e os aproxima, vem fascinando a humanidade.[2]

Na tradição sufi, também conhecida como "o caminho do coração", acredita-se que a prática da música religiosa é a via mais direta para a iluminação. Os sufis recorrem à música, à poesia e à improvisação para, apaixonadamente, dar largas a seus sentimentos de transformá-los em êxtase espiritual, como parte de seu culto diário. Um poema do apreciado poeta sufi Kabir (traduzido para o inglês por Robert Bly), revela melhor que a prosa essa realidade sublime:

> A flauta do tempo interior é tocada sempre, quer escutemos ou não;
> O que chamamos de "amor" é o fluir de seu som.
> Quando o amor chega aos limites externos, alcança a sabedoria.
> Ah, o aroma desse conhecimento!
> Ele penetra nossos corpos toscos,
> atravessa paredes!
> Sua rede de notas lembra um milhão de sóis enlaçados em sua trama.

Essa melodia traz a verdade em si.
Onde mais ouviríeis um som como esse?[3]

Concentre-se por meio da Poesia

Poesia e música estão intimamente relacionadas; ambas exprimem, pelo ritmo e pela melodia, a lógica do coração, fonte inacreditável de cura. Fique em silêncio por alguns minutos. Quando estiver pronto, anote algumas de suas reações ao poema acima, como um modo de concentrar-se na postura de testemunha/audição de sua IME. Observe as mudanças em seu humor e em sua condição somática. Consegue mergulhar ainda mais fundo na sabedoria do coração e deixar que ela o guie? Aprecie com calma o processo. Curvando-se à orientação delicada de sua sabedoria intuitiva, você ativa o aspecto transformacional da IME.

Tentando compreender a relação entre inteligência, música e coração de um ponto de vista mais científico, perguntei ao meu amigo Ted, neurocientista e pianista clássico, o que significa tocar uma peça "de cor" [*cor*, "coração" em latim]. Ele respondeu prontamente: "Tocar de memória." "Mas", insisti, "não seria na verdade tocar com a mente ou o cérebro? Que tem o coração a ver com a memória? Esse não é o domínio da mente?" Meu amigo cientista ficou embatucado. Vi-me obrigada a descer eu mesma ao fundo desse enigma, e, após algumas pesquisas, descobrir que em todas as tradições, além de centro do sentimento e da sensibilidade estética, o coração está associado ao pensamento e à inteligência. De fato, no quadro da medicina chinesa tradicional, mente e espírito se relacionam intimamente, achando-se ambos alojados na caverna do coração. Na língua japonesa, uma das palavras usadas para "coração" é *kokoro*, que significa "mente do coração".

A atual pesquisa neuropsicológica indica que o coração possui seu próprio sistema nervoso independente, chamado mesmo de "cérebro do coração". Segundo Doc Childre e Howard Martin, autores de *Heartmath Solution*,* "O cérebro próprio e o sistema nervoso do coração retransmitem informações ao cére-

* *A Solução Heartmath*, publicado pela Editora Cultrix, São Paulo, 2000.

bro do crânio, criando um sistema de comunicações de mão dupla entre o coração e o cérebro. Os sinais enviados pelo coração ao cérebro afetam diversas áreas e funções na amídala, no tálamo e no córtex".[4]

A amídala, estrutura em forma de amêndoa integrante do sistema límbico cerebral, especializou-se no processamento de fortes lembranças emocionais. Como sabemos, a música é um ótimo recipiente para as emoções intensas: daí, a conexão entre coração, cérebro e música. Mas como nós, músicos que vimos tocando de cor há tanto tempo, *sabemos* disso? Basta dizer que o coração é um importante foco para a Inteligência Musical Essencial.

A Voz da IME

Abrindo o coração para a música da alma, você abre caminho para um relacionamento pessoal ainda mais profundo com sua Inteligência Musical Essencial. Esse relacionamento manifesta-se por meio do chakra da garganta, nosso centro mais vital para o contato com a IME. Quando você se concentra na consciência do chakra da garganta, você se abre para receber nutrição, não apenas fisicamente, através do alimento que ingere e do ar que respira, mas também espiritualmente, graças à relação direta com uma ou várias das gloriosas formas do Ser Absoluto. Procure agora lembrar-se de uma ocasião em que, literalmente, se sentiu repleto de sentimentos de alegria, admiração e deslumbramento ante uma ocorrência extraordinária (ou muito comum) em sua vida. Talvez haja tido essa experiência suprema quando se ocupava de arte (escultura, música, dança, poesia), estava em contato com a natureza (contemplando um luminoso crepúsculo, divertindo-se com um novo brinquedo) ou durante períodos de prece fervorosa e prática espiritual. Às vezes, só ouvir alguns compassos de uma canção patriótica ou parar para aspirar o perfume das rosas, a caminho do trabalho, pode evocar a sensação de deslumbramento que nos lembra uma realidade bem distante daquilo que percebemos com os cinco sentidos. A palavra "deslumbramento" (*awe*) prende-se à inocência e admiração da infância e é, ela própria, um som que parece exprimir a ação de inalar o espírito: *in-spir-ação*. Essa receptividade à vida do espírito constitui a tônica do chakra da garganta e o verdadeiro poder por trás da Inteligência Musical Essencial. No nível do chakra da garganta, você naturalmente se abre para a inocência da criança divina interior e, em conseqüência, rompe os laços que bloqueiam sua experiência de receber nutrição (amor, harmonia e beleza) de uma fonte superior.

Além da abertura para experiências supremas, como modo de acesso à consciência do chakra da garganta, muitas pessoas passam por essa mudança quando em situação de crise ou doença. Não raro, os física e emocionalmente ameaçados ligam-se espontaneamente ao Ser Absoluto, depois de exaurir suas reservas de ego e ser coagidos a dobrar-se à vontade de um poder superior. Pela submissão a Deus, eles muitas vezes sofrem profunda transformação pessoal e espiritual, que pode significar a cura de suas feridas mais profundas.

Kathy, por exemplo, sofreu da síndrome de fadiga crônica por muitos anos. Fez de tudo para superar a doença: avaliações de especialistas, vitaminas e suplementos, exercícios, psicoterapia e prece. Quando a conheci, ela mal conseguia trabalhar. No entanto, sempre gostara de música e decidiu, como última tentativa, experimentar algumas sessões de visualização musical a fim de conectar-se mais profundamente com o seu mundo interior.

Após cinco sessões, Kathy começou a liberar lembranças horríveis de abuso sexual por parte de seu pai, quando era criança. Levou um ano para controlar os sentimentos traumáticos associados a esses eventos. Entrementes, sua fadiga ia diminuindo a olhos vistos. Mas Kathy continuava presa das emoções relacionadas ao abuso e às vezes tinha vontade de suicidar-se.

Um dia, no curso de uma sessão de terapia musical particularmente penosa, ela se recostou na poltrona com o queixo para cima, os olhos fechados, e começou a cantarolar. O som parecia vir do fundo de seu ser e encheu todo o espaço à sua volta. Era como se ela houvesse mergulhado num estado alterado. Depois de alguns minutos, abriu os olhos e contou-me que se sentia estranhamente leve e solta. Ambas sabíamos que algo mudara. Kathy entrara em contato com a radiância de seu chakra da garganta, o que lhe permitiria reconhecer sua unicidade com uma força maior que ela mesma e as aflições passadas. Daí por diante, cantarolar tornou-se para Kathy o meio de refazer essa conexão. Embora ainda se visse às voltas com sentimentos e escolhas dolorosas (como enfrentar ou não o pai), sempre podia cantarolar para reaver o equilíbrio.

Sugeri-lhe que levasse a IME para o próximo nível e explorasse a situação compondo música. Nas duas semanas seguintes, Kathy escreveu esta canção, que a fez deixar de sentir-se deprimida e conferiu-lhe o poder de transformar-se:

O Jardim

Tu achavas que eu esqueceria? Que não sentiria as palavras venenosas,
a dor que tanto magoa?
Levaste-me ao teu jardim, deste-me a comer o fruto.
Aprendi a sentir-me segura ali; mas roubaste-me como um ladrão.

Pai, eu era só uma criança, tudo para mim era novo.
Quando cresci, até isso tentaste tirar-me.
Brinquei, brinquei, construí meu mundo, cada vez mais alto.
Até que todo ele desabasse, consumido pelas tuas chamas.

As negras nuvens, depois de muitos anos, já se dissipam.
Remendarei um coração partido. Confio em minhas lágrimas.
Estou agora no jardim que plantei com as minhas próprias mãos.
Algum dia permitirei que entres nele — algum dia, se puder.

Kathy deixara que sua Inteligência Musical Essencial — graças ao poder curativo dos chakras do coração e da garganta — transformasse sua dor em força. A essa altura, recuperara-se totalmente da fadiga crônica e estava pronta para entrar na luz da consciência superior.

Liberando suas preocupações egoístas no nível do chakra da garganta, pela prática dos exercícios que se seguem, você se tornará aos poucos um canal aberto para a expressão do eu superior. Dado que este existe ao mesmo tempo dentro e fora da mente, com freqüência comunica sua sabedoria em termos simbólicos, por meio do som, da música, do movimento, da poesia, das mandalas. Assim, o chakra da garganta é também o centro da imaginação e da depressão criativa. Você cria sua própria realidade com as palavras que profere e as formas artísticas a que dá vida. Quanto mais dirigir suas energias criativas para a expressão da verdade interior, tanto mais ativará o aspecto transformacional de sua IME a fim de criar harmonia, equilíbrio e saúde em sua vida e no mundo que o cerca.

Você pode fazer contato com a consciência do chakra da garganta por intermédio de atividades musicais religiosas, como cânticos de salmos ou canções inspiracionais, composição, improvisação vocal e instrumental, etc. A música feita espontaneamente expressa com certeza todo o espectro das emoções, permitindo que a IME transforme sentimentos já inúteis em força criativa de mudança. Não é necessário cultivar determinada tradição espiritual para abrir o chakra da garganta. Quando você se dispõe a aceitar a presença da graça em sua vida, responde naturalmente, em harmonia com a expressão criativa da sua alma. Assim, criatividade e nutrição são na verdade as duas faces de uma mesma moeda. Se somos criativos, alimentamo-nos recebendo orientação da consciência superior que está no centro de nosso ser. No processo criativo que fornece o quadro para a utilização de nossa Inteligência Musical Essencial, abrimo-nos à fonte da cura mais profunda.

Seis Passos para a Cura pela IME

Os seis passos seguintes delineiam o processo curativo da IME que você poderá pôr em prática na sua vida diária para transformar a dor e a negatividade em níveis cada vez mais profundos de criatividade e poder pessoal.

1. **Identifique o problema.** Aprenda a reconhecer a dissonância no seu corpo ou na sua mente que talvez esteja provocando sofrimento físico ou emocional e limitando a sua expressão criativa. Para isso, você deve ativar a postura de testemunha e praticar a observação: sintonize seus pensamentos e sentimentos em intervalos regulares ao longo do dia e reflita demoradamente sobre a dor e as paixões, em vez de tentar livrar-se delas. Quando for capaz de identificar o problema — você está furioso, preso num horrível engarrafamento de trânsito, atrasado para um encontro importante —, poderá invocar a IME a fim de obter uma solução saudável.
2. **Tome consciência do seu valor.** Você é precioso e infinitamente amado. Esse é um passo difícil para muita gente, sobretudo para quem sofreu abusos, abandono ou trauma na infância. Talvez você ache que não tem nenhuma importância e, conseqüentemente, renuncie ao poder e faça o papel de vítima. Por isso é tão essencial reconhecer que, não importam as mazelas do passado, *você é importante*. Saúde, harmonia, felicidade e abundância são seus direitos de nascença. Aceitar a idéia de que você é amado, independentemente do que aconteça, é agradabilíssimo e pode, no mesmo instante, diluir o medo e a tensão de situações ingovernáveis (como o

congestionamento de trânsito referido acima). Ao ativar esse passo, convém lembrar-se de uma época em que você de fato se sentia incondicionalmente amado. Faça com que essa lembrança, bem como os sentimentos afins de segurança, tranqüilidade e autovalor se enraízem profundamente em seu ser.

3. **Tenha iniciativa.** Torne-se responsável pela sua própria vida. Saiba que, apesar de nem sempre conseguir evitar ou modificar situações negativas (o congestionamento de trânsito, por exemplo), você pode invocar o poder criativo da inteligência musical para transformar reações inadequadas (raiva, tensão, comportamentos autodestrutivos) a situações difíceis. Essas reações originam-se do ego; em conseqüência, baseiam-se no medo; brotam da parte da mente incapaz de contemplar o quadro todo. Ao buscar a ajuda de sua IME, você inicia a passagem para um padrão de consciência mais holístico.
4. **Conecte-se ao chakra da garganta.** Preste atenção a esse ponto e, por alguns instantes, concentre-se ali na respiração. Quando essa área estiver mais energizada, imagine que o seu centro de receptividade e expressão começa a abrir-se. Submeta-se ao poder transformacional da IME, que lhe oferecerá a solução para o seu problema.
5. **Expresse-**se. Você *terá* uma solução musical se controlar a tensão e prestar ouvidos à Inteligência Musical Essencial. Ao enfrentar um congestionamento de trânsito, por exemplo, poderá cantarolar alguns versos divertidos sobre a situação, entoar seu cântico budista mais introspectivo ou, simplesmente, colocar sua fita preferida de James Brown no cassete, aumentar o volume e canalizar a raiva para uma versão *funky* de *I Feel Good*. Nos próximos capítulos, você terá numerosos exercícios especialmente elaborados para despertar o poder transformacional da IME. Ceda a qualquer idéia que lhe ocorra até começar a sentir uma clara mudança na consciência.
6. **Agradeça.** Quando se sentir equilibrado e pleno (talvez mesmo alegre), congratule-se por ser uma pessoa de iniciativa e, com sinceridade, agradeça à sua IME por ela estar presente em sua vida e oferecer-lhe ilimitadas possibilidades de cura.

Você pode associar esse processo transformacional de seis passos a outras técnicas de autocontrole que haja porventura experimentado no passado. O que torna o processo único, porém, é que graças ao emprego da música e do som para explorar áreas de dissonância você trabalha diretamente com a energia dos sentimentos negativos: assim, utiliza-os por meio do processo criativo da expressão musical e faz com que sua Inteligência Musical Essencial (a sabedoria intuitiva do eu superior) os transforme num estado de ser mais harmonioso. Quanto a mim, associo esse processo transformacional com a antiga prática mística da alquimia, na qual música e som são a *prima materia* (ou energia mercurial) que transforma o grosseiro chumbo de nossos egos limitados no ouro do eu desperto.

Quando começamos a praticar esses passos regularmente, o processo de comprometimento com a IME acaba por se tornar automático. Antes que você o perceba, estará condicionado a utilizar a IME para desarraigar e harmonizar a dissonância interna ou externa, sem muito esforço consciente. Depois de estabelecer um duradouro relacionamento com sua Inteligência Musical Essencial, será necessário trabalhar sistematicamente e empregá-la para despertar, purificar e capacitar os cinco níveis de consciência (leia mais a respeito no próximo capítulo) que compõem a totalidade de nosso ser. Desse modo, todas as partes dele funcionarão juntas com vistas a um único objetivo: executar a música do amor. É apenas nesse estado de coesão entre os diferentes níveis de consciência que pode ocorrer uma cura definitiva e profunda. Nos capítulos seguintes você aprenderá uma série de técnicas musicais e sonoras que o ajudarão a purificar cada nível a fim de que a luz do eu superior brilhe através de todas as coisas, fazendo-as iguais a si mesma: perfeitas.

Capítulo 2

A Música do Corpo

Ó Música,
Em tuas profundezas depositamos nosso coração e alma!
Tu nos ensinaste a ver com os ouvidos
E a ouvir com o coração!

— *Kahlil Gibran*[1]

Para alcançar níveis ideais de saúde e plenitude, por meio do processo de seis passos destinado a ativar a Inteligência Musical Essencial, você deverá ter conhecimento prático de todos os aspectos de seu ser, bem como ter acesso a eles. Segundo a ciência e a filosofia da yoga, existem cinco níveis de operação que abrangem o espectro inteiro da consciência humana. Do mais grosseiro ao mais apurado, incluem o **corpo físico**, o **corpo de energia/respiração**, a **mente**, a **intuição/intelecto** e a **bem-aventurança**. Esses níveis são conhecidos também como *camadas* na tradição yogue, uma vez que o nível mais evoluído é o mais interior. Formam uma continuidade que é a base de todo crescimento e evolução.[2]

Como você verá nos próximos capítulos, esses cinco níveis do ser constituem um sistema cujo propósito é estabelecer o equilíbrio interno e externo para que possa alcançar a máxima proficiência. Por exemplo, o nível de energia/respiração vitaliza o corpo físico. As trocas mentais afetam a vitalidade do nível de energia/respiração. O nível do intelecto/intuição (em sua capacidade de

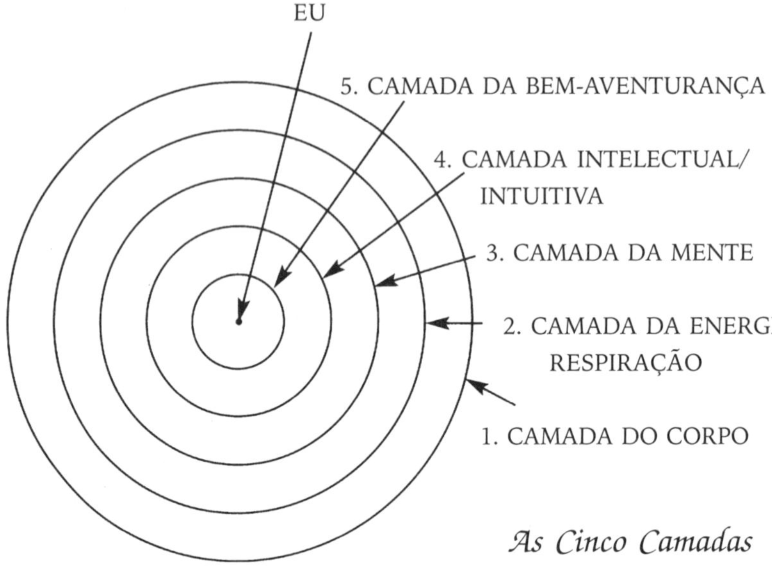

As Cinco Camadas

discernimento) aciona o funcionamento da mente. Por fim, o nível da bem-aventurança (associado com a volição passiva) permite que nos submetamos à sabedoria do intelecto/intuição. A Inteligência Musical Essencial é como um rio profundo, que corre através de todos os níveis, interligando-os. Quando ativada, a IME preenche todos os espaços escuros da consciência com a luz do espírito ou eu — nossa verdadeira natureza. Assim, os cinco níveis do ser formam um belo sistema de profunda inteligência que fornece um quadro perfeito para a integração do processo curativo de seis passos da IME a cada dimensão da vida.

O Corpo como Recipiente e Veículo

Comecemos pelo nível mais grosseiro da consciência, o corpo físico, composto por milhões de células que dão forma a todas as suas estruturas. Isso inclui nossos ossos, músculos, glândulas, nervos, sangue e outros fluidos. É a esse nível do ser que tendemos a prestar mais atenção. No entanto, quantos de nós realmente nos sentimos à vontade em nosso corpo? Quase todas as pessoas sentem alguma dor, um incômodo, tensão ou insensibilidade em uma ou mais áreas do corpo. De acordo com recentes descobertas no campo da psiconeurimunologia, a mente não está localizada apenas no cérebro: a consciência permeia o corpo inteiro. Este reflete a soma total de nossos pensamentos, atitudes, crenças e sentimentos. Se há constrição na mente, haverá tensão no corpo. Quando reprimimos ou dissociamos sentimentos, a energia deles exprime-se em algum lugar do corpo, usualmente sob a forma de dor ou doença. Se nos imaginamos doentes, debilitados ou descoordenados, nosso corpo aceita a idéia.[3]

Afora pensamentos e sentimentos, o corpo é também o recipiente de funções superiores da consciência, como a intuição (essa certeza visceral do que vai acontecer) e as sensações de bem-aventurança que se manifestam fisicamente em arrepios que percorrem nossa espinha quando temos experiências de pico. Em seu papel mais sublime, o corpo propicia um abrigo sagrado para a vida da alma e pode, até, ajudá-la a libertar-se dos laços da ignorância e dos apegos mundanos.

O corpo é também o veículo da expressão musical. Sem nosso corpo, como vimos pela história de Hafiz, não perceberíamos nem criaríamos música (o único motivo de os anjos terem encarnado em forma humana, segundo Hafiz, foi a possibilidade de fruir a música). A história de Hafiz implica também que o corpo *é* música, conceito recentemente confirmado pela ciência. Os átomos formadores das células que constituem nosso corpo contêm elétrons sempre em movimento, os quais emitem ondas eletromagnéticas. A freqüência dessas ondas é mensurável e varia de acordo com a estrutura do corpo. Em seu livro *The Healing Forces of Music* [As Forças Curativas da Música], Randall McClellan escreve:

> Células cujos níveis de freqüência são os mesmos combinam-se para formar as diversas estruturas e sistemas que constituem um traço integrante de nossa existência física. Cada estrutura é uma harmonia de células, graças às quais é formada e mantida. Pode-se dizer então que o som cria as estruturas de nosso corpo.[4]

Devido à natureza vibratória do corpo, a música tem sido utilizada desde tempos imemoriais como instrumento terapêutico para regular as funções internas do organismo. A pesquisa contemporânea sobre terapia musical indica que a música pode harmonizar e equilibrar todos os ritmos do corpo, inclusive os batimentos cardíacos, a respiração, a pressão sangüínea, a freqüência das ondas cerebrais e a taxa respiratória básica. Graças à sua influência sobre o sistema nervoso autônomo, que está diretamente ligado aos centros emocionais do cérebro, a música produz efeito salutar nos sistemas hormonal e imunológico também.[5,6,7]

O corpo, em termos de energia, é o mais denso de todos os níveis de atividade humana e, ainda, o veículo da expressão da consciência superior. Por isso é importante, da perspectiva da cura, trabalhar o corpo a fim de obter um senso de harmonia, equilíbrio e serenidade antes de tentar o acesso a outros níveis mais apurados. A melhor maneira de alcançar esse estado de equilíbrio somático é recorrer à música. A descontração que ela proporciona ajuda-nos a transformar condições de *stress* que, de outro modo, conduziriam à doença física.

Resposta de Relaxamento Musical

Reserve-se cerca de trinta minutos. Escolha uma peça musical que ache agradável, como a *Ária na Quarta Corda* de Bach, *Canos in D*, de Pachelbel, um hino religioso ou uma composição *new age*. Diminua as luzes, sente-se numa poltrona confortável ou deite-se num local onde não possa ser perturbado. Ligue a música. Conscientemente, respire de modo a aliviar a tensão e descontraia-se ao máximo com o som. Se você é uma pessoa do tipo visual, pode evocar certas imagens condizentes com a melodia. As áreas de processamento da música no cérebro estão intimamente associadas aos centros cerebrais visual, cinestético, olfativo e emocional. Deixe que sua imaginação seja estimulada pela música e mergulhe nas imagens, nos sentimentos e nas sensações de cura. Quando a música terminar, faça um suave alongamento. Aos poucos, vá voltando à consciência normal e evoque as idéias, as imagens e os sentimentos que possam enriquecer sua experiência de harmonia e bem-estar.

De que modo a audição de música transforma o *stress*? Primeiro, definamos o *stress* como um desequilíbrio emocional periódico, resultante das pressões diárias sobre o corpo, que levam à disfunção e ao enfraquecimento. Os seguintes exemplos de situações potencialmente estressantes são sem dúvida familiares a você: medo de ser avaliado em reuniões, de entrevistas profissionais, de encontros, de cometer erros numa atividade (o que pode incluir tanto controladores de tráfico aéreo quanto músicos), de pedir alguma coisa, de receber alguma coisa, de perder coisas valiosas, de meter-se em enrascadas como um elevador parado ou um relacionamento complicado, de não ter o que fazer ou de não poder perder tempo.

O desequilíbrio emocional provocado por uma situação de *stress* afeta diretamente o funcionamento do *sistema nervoso autônomo* (SNA), a parte do sistema nervoso sobre a qual não temos quase nenhum controle voluntário. Existem dois ramos complementares do SNA que, quando trabalham juntos, criam uma sensação de homeostase na mente-corpo. O *sistema nervoso simpático* está associado a situações de emergência e alerta. Fornece-nos energia para a autopreservação e permite-nos fazer as coisas. Está também associado ao funcionamento analítico e seqüencial do hemisfério esquerdo do cérebro. No caso da reação de lutar-ou-fugir, é o sistema nervoso simpático que atua, ao percebermos que estamos sendo ameaçados de alguma maneira. Os sintomas fisiológicos da ativação simpática incluem o aumento na taxa dos batimentos cardíacos, pois o coração bombeia mais sangue para as extremidades. Assim, a percepção sangüínea aumenta, os músculos se retesam na expectativa do esforço concentrado iminente, a digestão diminui a fim de liberar mais energia para o movimento, a boca fica seca, os órgãos excretores são acionados para eliminar dejeções e tornar o corpo mais leve, e a respiração se acelera e se encurta.[8]

O complemento do braço simpático do SNA é chamado de *sistema nervoso parassimpático*. Sua função consiste em promover inibição, repouso e atividade prazerosa. Quando o sistema parassimpático é ativado, os batimentos cardíacos, a respiração e a pressão sangüínea se desaceleram, a digestão começa, os músculos se descontraem e o corpo, em geral, se reabilita.

Quando sentimos *stress*, é usualmente devido a uma superativação do braço simpático do SNA. Então entramos no estado de lutar-ou-fugir e isolamo-nos da Inteligência Musical Essencial. Você pode aprender a transformar as respostas de lutar-ou-fugir com atividades do tipo ficar-e-brincar, tal qual sucede no caso do exercício de Resposta de Relaxamento Musical. Ouvir boa música aciona o sistema nervoso parassimpático, também associado ao hemisfério direito do cérebro, que é o aspecto mais receptivo e integrativo da consciência. À medida que sua respiração vai sendo arrastada pela pulsação da música, um sentimento de expansividade começa a manifestar-se, ao mesmo tempo em que são ativadas e liberadas as emoções e as imagens. Você se sentirá então amado e protegido pelo calor e pela força inerentes à música. A irritabilidade causada pelas mazelas diárias dissolve-se na luz, quando permitimos que a música nos recorde nossa verdadeira identidade.

O exercício de Resposta de Relaxamento Musical também propicia resultados positivos no sistema imunológico. Os pesquisadores descobriram que, quando estamos sob o impacto de um forte *stress*, o corpo produz grandes quantidades do hormônio cortisol, que pode debilitar esse sistema. Ouvir música agradável e inspiradora, em estado de descontração, reduz as taxas de cortisol na corrente sangüínea e aumenta a produção de anticorpos específicos, que fortalecem o sistema imunológico[9] e protegem o organismo de infecções e doenças.

Tocar música pode igualmente ter efeito salutar no sistema imunológico. Pelo que me lembro, quando estou às voltas com algum problema, minha Inteligência Musical Essencial sempre me avisa, naturalmente, de que é hora de ir para o piano. Deixo então as preocupações de lado e perco-me em devaneios musicais. Posso sentir a energia vital retornando à medida que mergulho na música e, o mais das vezes, evito doenças. Penso que as sensações de reverência, alegria e gratidão que emergem quando toco devem ter efeitos positivos em meu sistema imunológico. Essa suposição acaba de ser confirmada por recente pesquisa científica, segundo a qual as emoções positivas estimulam as respostas imunológicas.

Nessa mesma linha de raciocínio, a "batucada" tem poderoso efeito no sistema imunológico. Os resultados de um estudo realizado há pouco indicam que a "batucada" terapêutica aumenta a atividade das células assassinas, componentes da imunidade celular que procuram e destroem as células cancerosas e os vírus em indivíduos saudáveis. Os sujeitos do estudo não eram músicos, entregavam-se a essa atividade apenas para aliviar as tensões, participar de um grupo e divertir-se.[10] Os resultados desse estudo têm importantes implicações na prevenção de numerosos processos mórbidos, inclusive o câncer.

A "batucada" de recreação tem se tornado muito popular nos últimos anos em diversos círculos e locais, e sua finalidade vai do aprimoramento da criatividade entre os executivos da Avenida Madison até as celebrações da Lua cheia no Central Park, com milhares de participantes. O segredo vazou! A "batucada" é um poderoso meio de fazer contato com as energias instintivas do corpo. Trata-se de um modo bastante seguro de expressar essas energias, pois nos liberta de inibições e, em última análise, permite à mente-corpo vivenciar sua criatividade inata. Num nível mais sutil, porém, acredito que isso se deva, não à "batucada" em si, mas ao estado em que mergulhamos durante sua prática. George Leonard, em seu livro *The Silent Pulse* [A Pulsação Silenciosa], exprime muito bem esse conceito:

No íntimo de todos nós, quaisquer que sejam nossas imperfeições, existe uma pulsação silenciosa de ritmo perfeito, um complexo de formas e ressonâncias ondulatórias que é absolutamente individual e único, mas ainda assim nos liga a todos os elementos do universo. O ato de contatar essa pulsação pode modificar nossa experiência pessoal e, de algum modo, alterar o mundo que nos cerca.[11]

Pulsação Silenciosa

Você poderá contatar essa pulsação silenciosa se explorar seus ritmos interiores naturais por meio da "batucada" recreativa. Pegue um tambor (qualquer um) feito de materiais naturais (pele curtida de animal, madeira, cerâmica ou metal). Fique algum tempo comunicando-se com o tambor, sentindo sua vibração e imaginando sua história antes de começar a tocar. Em seguida, atentando para os ritmos mais sutis de seus batimentos cardíacos, conecte-se à Inteligência Musical Essencial. Feita a conexão com seu próprio ritmo interior, você desejará reproduzi-lo (com as mãos ou as baquetas) no tambor, sentindo a leve pulsação movendo-se pelo corpo e para fora, através das mãos, até a pele do instrumento. Repita o ritmo interior várias vezes, até sentir-se em perfeita sincronia com o corpo e com o tambor. Quando estiver pronto, submeta-se à IME e deixe a música guiá-lo. Preste atenção às imagens e aos sentimentos específicos que brotarem enquanto estiver tocando. Finda a improvisação, permaneça sentado tranqüilamente e usufrua do profundo senso de segurança proporcionado pela pulsação silenciosa. Talvez queira registrar a experiência em seu diário, uma vez terminada a sessão musical. Esse exercício funciona igualmente bem em situações de grupo, nas quais você pode conectar-se à sua própria pulsação interior e, ao mesmo tempo, perceber a dos demais membros.

Além de praticar as técnicas de redução do *stress* e de fortalecimento imunológico como parte de uma rotina diária de saúde, você poderá também apelar para a IME a fim de criar um ambiente musical salutar no local de trabalho.

Há alguns anos, recebi um telefonema de um instrutor pessoal. Seu cliente, Leo, diretor de uma grande companhia de seguros, estava sofrendo de pressão perigosamente alta. Como Leo era um ávido audiófilo, o instrutor desejava saber se o poder terapêutico da música poderia ajudá-lo a superar o problema. Aconselhei-o a adquirir um aparelho de som que pudesse armazenar pelo menos cinco CDs. Selecionei cerca de vinte discos de minhas músicas terapêuticas favoritas e marquei um encontro com Leo.

Cheguei por volta de dez horas da manhã de uma segunda-feira, para encontrar o escritório do diretor na maior confusão. Telefones tocavam, aparelhos de rádio e televisão berravam, funcionários entravam e saíam tomando, ao que parecia, decisões de momento que implicavam vida ou morte. Tive de implorar alguns minutos do tempo de Leo, para que ele pudesse ouvir algumas das músicas que eu trouxera. Fomos interrompidos diversas vezes, mas finalmente escolhemos cinco CDs com os quais Leo poderia conviver durante as duas semanas seguintes. A música incluía seleções de *Playing with Fire*, *The Celtic Fiddle Collection*, *Music for Airports*, de Brian Eno, *Deep Daydreams*, de Janadea Hoffman, e *Velvet Dreams*, de Kolbialka. Programei o aparelho de som segundo o princípio "iso" (que significa "o mesmo"). Essa técnica protege o cliente do choque e da irritação utilizando a princípio músicas de acordo com sua disposição do momento em seguida passando para variantes que o induzam a um estado emocional mais desejável. A primeira peça que escolhi para Leo foi uma dança escocesa vibrante, tirada da *The Celtic Fiddle Collection* e intitulada *Reel Beatrice*. Seguiam-se-lhe diversas danças e jigas, para harmonizar-se com o temperamento exaltado de Leo e espelhar seus apressados ritmos cardíacos. Em seguida, fui acrescentando peças mais relaxantes (mas não muito), a fim de levar a consciência de Leo a um estado ideal de descontração lúcida. (A teoria científica do arrebatamento indica que a ordem e a coerência de certos tipos de música podem, energeticamente, arrastar a pessoa a uma ressonância rítmica e harmônica com ela. O arrebatamento musical é um fenômeno passivo, mas poderoso, que muitas vezes ocorre inconscientemente.) Leo e eu também fizemos alguns exercícios básicos de respiração e relaxamento, que ele deveria repetir juntamente com a música sempre que sentisse sua pressão sangüínea subir.

Mudanças impressionantes ocorreram na dinâmica do escritório de Leo, quando a música passou a ser tocada durante uns quinze minutos. Essas mudanças confirmaram a validade do conceito de arrebatamento. Sócios entravam correndo, de punhos cerrados, ansiosos com algum problema grave; e pouco depois saíam com um sorriso nos lábios. Leo podia atender constantemente o telefone, proferindo de início palavras em seu costumeiro estilo *staccato*; mas depois recostava-se na poltrona e cantarolava ao ritmo da música. O efeito subliminar da música produzia uma cadência superior, mais refinada, que arrebatava o diretor e seus funcionários com a vibração de sua Inteligência Musical Essencial — harmonia, ordem e beleza.

O instrutor de Leo telefonou-me mais tarde para dizer que a pressão sangüínea de seu cliente voltara ao normal. Acreditava que a música fora, em definitivo, a variável dependente. Ligou de novo no final de semana e confirmou que Leo conseguira manter a pressão normal durante todos aqueles dias e que haviam sido observadas também mudanças positivas em muitos dos funcionários que trabalhavam diretamente com Leo. O diretor e seus colegas já conseguiam passar da inquietude ao repouso, num fluxo rítmico, durante o dia. Esse estado de fluxo é a melhor condição para uma mente-corpo saudável e criativa.

Se você não consegue evitar o *stress* do trabalho, convém criar seu próprio ambiente curativo para, ao longo do dia, poder conectar-se à Inteligência Musical Essencial. A chave para utilizar a música no arrebatamento é selecionar melodias que criem condições para a concentração, a criatividade e a execução das tarefas que precisam ser feitas.

A IME no Ambiente de Trabalho

Selecione em sua coleção de CDs cerca de vinte peças que a seu ver poderão proporcionar-lhe algum repouso em sua rotina diária de trabalho. Eu sugiro música instrumental, pois as cantadas podem ser muito emotivas e, conseqüentemente, distrair.

Depois de escolher suas músicas, divida-as em duas categorias gerais: músicas estimulantes e músicas calmantes. Utilizando o princípio "iso", programe o aparelho de som, logo que chegar ao escritório, com diversas peças que se harmonizem com seu humor e temperamento básico. Em seguida, escolha algumas que possam arrastá-lo na direção de uma maior lucidez, energia, paz e produtividade. Ajuste o volume de modo que a música mal seja perceptível, mas ainda assim se mostre capaz de afetar o ambiente. Gosto de começar com *mellow jazz*, por exemplo, trechos do álbum clássico de Miles Davis, *Kind of Blue*, seguidos por uma mudança gradual rumo aos movimentos lentos de meus compositores barrocos favoritos, Haendel, Bach e Vivaldi, que a meu ver descontraem e proporcionam equilíbrio. Às vezes encerro a sessão com música sufi, maravilhosamente revigorante e inspiradora. Conforme suas necessidades, o programa de arrebatamento musical durará de uma a duas horas, podendo ser repetido ao longo do dia tal qual é ou modificado para acomodar alterações em sua energia, humor e exigências profissionais.

Como Transformar a Dor Graças à IME

O cientista suíço Hans Jenny sugere que o som, em sua multiplicidade de freqüências, realmente modela nosso corpo físico. Ele descobriu que tonalidades diferentes produzem padrões arquetípicos distintos quando geradas por osciladores sonoros em limalha de ferro, líquidos ou pó. Além disso, valendo-se de um tonoscópio que traça uma imagem do padrão sonoro, Jenny demonstrou

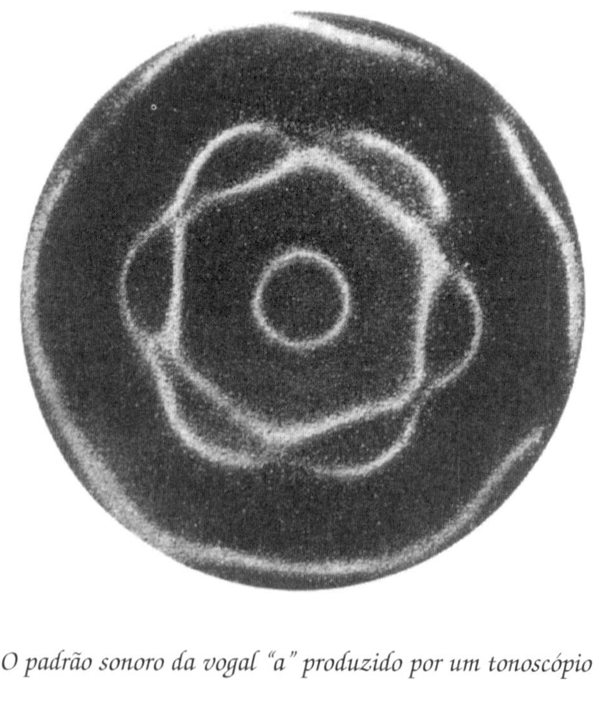

O padrão sonoro da vogal "a" produzido por um tonoscópio

que a voz humana também pode tornar-se visível. Percebeu que vogais diferentes produzem padrões visuais característicos — em suma, formas.

Podemos, literalmente, ver o aspecto dos sons. E é interessante notar que, quando o tom cessa, o padrão visual desaparece.[12] A pesquisa de Jenny parece confirmar a premissa mística oriental de que a vibração constitui a essência de toda a vida. Talvez explique também a observação de T. S. Eliot segundo a qual "você é a música enquanto a música dura". A música é o quadro para as mandalas (matéria) constantemente mutáveis a que chamamos nosso corpo.

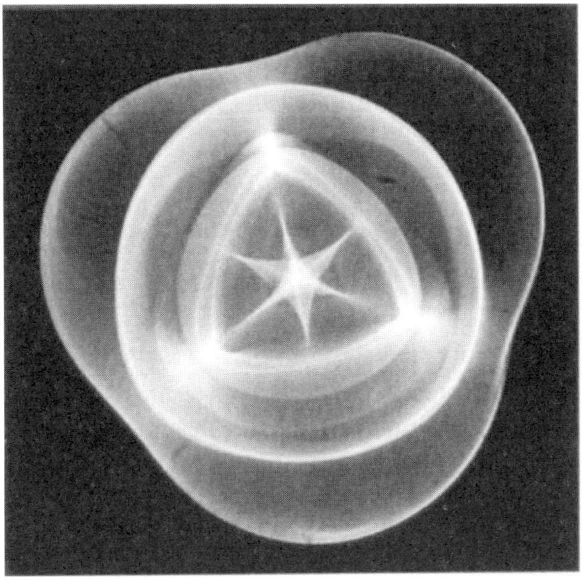

"Uma configuração triangular predomina nesta figura... Enquanto o tom persiste, o fenômeno continua a mover-se como uma situação total sempre em busca da plenitude."

Se o corpo é de fato um campo vibratório de energia — uma composição viva, se se quiser —, então a dor, a tensão e a insensibilidade podem ser consideradas como bloqueios musicais, um represamento do fluxo da energia vital, talvez mesmo uma cristalização dessa energia: movimento zero. A voz é o principal instrumento de produção sonora no corpo. Está intimamente ligada à respiração, que por seu turno é constantemente afetada por pensamentos e sentimentos tanto positivos quanto negativos. A voz é também o centro criador de nosso ser; nela, a transformação e a cura profunda são postas em movimento graças ao poder do "verbo", na acepção de essência vibratória. Utilizando a voz como canal para a geração de som criativo, podemos ter acesso imediato à Inteligência Musical Essencial. Quando nos familiarizamos mais com as paisagens interiores, conseguimos usar a voz para remover bloqueios físicos e dirigir o som intencional, como um raio *laser*, diretamente para as áreas insensibilizadas, derretendo padrões congelados de energia com a harmonia da luz solar.

O que, exatamente, produz esses padrões de energia congelada? Segundo a ciência da yoga e recentes pesquisas psicofisiológicas, a dor pode ser percebida como uma forma não-verbal de comunicação, originada de traumas físicos ou emocionais.[13] Quando você é agredido ou magoado de alguma maneira e sente-se incapaz de absorver a experiência, as lembranças e os sentimentos relacionados ao trauma costumam dissociar-se e alojar-se no corpo. A dor que por fim aparece em determinada parte do corpo é, na verdade, uma súplica para que a luz da consciência se volte para ele e permita-lhe liberar os conflitos não-resolvidos e dissociados.

Um dos meus primeiros clientes de musicoterapia era uma mulher de 43 anos que ficara paralisada da cintura para baixo depois do ataque brutal de um dos alunos de uma escola para crianças excepcionais, onde ela lecionara durante onze anos. Susan fora avaliada por diversos médicos, mas nenhum pôde ajudá-la. Minha abordagem, que combinava terapia sonora com massagem, utilizando o sistema dos cinco elementos, era a derradeira esperança de Susan. Ao apalpar sucessivos pontos de seu corpo associados com os cinco elementos (terra, água, fogo, ar e éter), percebi logo que o éter, ligado ao chakra da garganta, estava particularmente fraco. Descobri, perto da base do crânio de Susan, uma área bastante macia e, com a permissão dela, pressionei o local ao mesmo tempo que emitia sons a fim de facilitar a liberação da energia bloqueada. Depois de mais ou menos um minuto, pude sentir alguma energia movendo-se sob meus dedos. De repente, Susan começou a tremer incontrolavelmente e a ficar sem fôlego. As portas do fluxo escancararam-se então. Ela gemeu e soluçou por uns dez minutos. Enquanto chorava, eu podia notar a energia regressando para suas pernas e pelve — que agora também se agitavam.

Quando Susan finalmente sossegou e recuperou a respiração normal, disseme que revivera ponto por ponto a agressão ocorrida há cinco anos. Esclareceu que o som por mim emitido fora como uma chave que abrira a porta para lembranças e sentimentos de há muito decompostos e sepultados. Descreveu então o que tinha acontecido naquele dia fatal. Eu estava curiosa para ver se ela poderia levantar-se e mesmo dar alguns passos. Susan resistiu muito a princípio, mas ao reconhecer que de fato estava sentindo um pouco as pernas, o que não ocorria há bastante tempo, tentou alçar-se à posição ereta, na mesa de massagem, e conseguiu-o. Ficou de pé por alguns segundos e deixou-se cair, jubilosa por constatar que seus dias de inválida logo terminariam. (Susan por fim recuperou a mobilidade.)

Depois dessa sessão com Susan, comecei a experimentar sons em meu trabalho com clientes afetados por dores incuráveis e outras espécies de insensibilidade ou paralisia. Repetidas vezes constatei que a combinação de sons com manipulação física era extremamente eficaz — e mais ainda quando o próprio paciente cantarolava comigo.

Na ânsia de compreender, do ponto de vista psicofisiológico, por que a criação de certos sons ajudava a liberar lembranças e sentimentos dissociados, armazenados no corpo físico, procurei o livro de Ernest Rossi, *The Psychobiology of Mind-Body Healing* [A Psicobiologia da Cura da Mente-Corpo]. Segundo Rossi, o choque de uma experiência traumática muitas vezes mergulha a pessoa num estado de transe dissociativo, que não passa de uma defesa natural contra o horror do momento. As lembranças suscitadas durante o transe são esquecidas no estado de vigília, mas retornam quando o transe é de novo induzido.[14] É minha opinião que o som cria um ambiente de transe e este, juntamente com a dor associada à manipulação física — talvez mesmo a freqüência sonora específica —, aciona a lembrança do trauma e permite ao cliente processar, num contexto seguro, as sensações e os pensamentos desagradáveis ligados à experiência.

O cantarolar funciona como um catalisador para a liberação emocional, um meio de fazer com que a parte doente da mente-corpo se expresse com tranqüilidade. O termo "cantarolar" (*toning*) foi cunhado pela falecida pioneira da cura pelo som, Laurel Keyes, em seu livro do mesmo título. Keyes afirma que todos os seres vivos produzem sons para liberar a tensão ou aumentar a força.[15] Esse reflexo é transmitido aos centros instintivos do cérebro. Infelizmente, a emissão de sons naturais é um tabu em muitas das chamadas culturas civilizadas, hoje em dia. Aprendemos a tapar a boca quando rimos, o bocejo é reprimido e muitas pessoas até suprimem o espírito.

No entanto, emitir sons é um meio de que as partes instintivas de nossa consciência (muitas vezes ocultas ou reprimidas) dispõem para transmitir diretamente sua mensagem de cura pelo corpo. Murmurar, por exemplo, é uma boa maneira de liberar tensões profundas e frustrações entranhadas. O resmungo também constitui um modo de fazer contato com nossa natureza animal. Tempo houve em minha vida no qual eu acordava de manhã com um resmungo — não necessariamente de raiva, mas semelhante ao rosnar de uma leoa. Seria impossível dizer quanto isso me energizava. Todo o meu corpo vibrava e eu me sentia mais alerta, mais motivada que nunca. Cantar no banheiro é outra forma agradável de liberar o *stress* e a tensão — além de divertido!

Outra maneira de entrar em contato com os sons naturais é imitar vozes de animais, rumores da natureza e ruídos de máquinas. Fazendo som você mesmo, poderá explorar a riqueza da música da vida que pulula à sua volta. Talvez deseje também emitir sons humanos expressivos como suspirar, gritar, rir, tartamudear, etc. Tome consciência do local onde esses sons vibram em seu corpo e das reações emocionais a eles. Quando se sentir à vontade emitindo sons, recorra à entonação para facilitar a cura de uma área determinada de seu corpo.

Entonação Terapêutica

Este exercício pode ser praticado na posição sentada, ereta ou deitada. A fim de iniciar o processo de entonação, concentre-se e descontraia a mente-corpo. Poderá fechar os olhos para gerar a sensação de mergulho mais profundo em seu próprio interior. Quando estiver pronto, concentre-se totalmente na área dolorida ou insensibilizada do corpo e procure ouvir algum som. Ao atentar para essa área, imagens e movimentos espontâneos poderão aparecer juntamente com a entonação e facilitar o aprofundamento da conexão. Incorpore-o ao seu processo de cura.

Talvez você se sinta embaraçado ou tolo demais para dar plena voz ao som que vai surgindo; mas, se conseguir, deixe de lado essa censura. Respire profundamente e faça entonação enquanto expira. O tom ouvido pode ser expresso por qualquer som vocálico, AIE, II, EIE, OH, UU ou AH. Você poderá ainda intuir um certo ritmo paralelamente à entonação. Repita à vontade esse ritmo enquanto cantarola. Continue a fazê-lo ao expirar, imaginando que o som e o ritmo desobstruem a energia bloqueada e trazem uma nova sensação de liberdade de movimento e expressão. Você se sentirá vibrar quando a energia fluir para a área bloqueada. Às vezes, ondas de emoção avultam à medida que as lembranças dissociadas, na raiz do bloqueio energético, sobem à superfície. Persista na entonação enquanto se sentir à vontade e tranqüilo.

Findo o exercício, registre a experiência no Diário de Percepção Musical e Sonora. Esse é também um bom momento para elaborar afirmações de cura que atestem seu valor e seu desejo de ficar são e pleno. Quando você sintoniza sua capacidade inata de cura graças ao processo de entonação, suspende as limitações da mente racional e permite que o aspecto de improvisação de sua Inteligência Musical Essencial o conduza para uma maior autoconsciência, integração e plenitude.

Há anos meus alunos vêm utilizando a entonação para resolver problemas de saúde. Uma aluna, Rita, sofria de enxaqueca crônica. Experimentara tanto a terapia convencional com drogas quanto os tratamentos alternativos como a acupuntura e o *biofeedback*, mas nada a aliviava por muito tempo. Resolveu então utilizar a música para minorar a dor da enxaqueca e explorar suas possíveis causas emocionais. Depois de praticar o exercício de entonação por várias semanas, Rita quis testá-lo. Passadas a cólera e a irritação iniciais, ela já podia mergulhar fundo e ouvir a "voz" de sua enxaqueca. Relaxou por alguns instantes, concentrou-se e começou a emitir um som de I agudo, que sentia no meio da testa. Isso, acreditava ela, era o som da enxaqueca. Enquanto o explorava e movimentava pelo crânio, foi aos poucos baixando o tom de I para um OH mais grave, na barriga. Imaginou que uma cruz azul-claro estava sendo traçada em seu peito, descendo até o ventre. Sentiu então uma onda de bem-estar e suspirou profundamente. Trabalhou com o som de OH por algum tempo e percebeu logo que a enxaqueca se fora.

Perguntei a Rita se tivera alguma consciência do que ocorrera. Ela me disse que o som de I era um grito aprisionado dentro de sua cabeça e relacionado à sua situação profissional pouco satisfatória. Conseguira liberar esse grito graças ao exercício de entonação, o que também a levara a descobrir uma área de poder e realidade em sua barriga, ao emitir o som de OH. Sugeri que Rita continuasse a trabalhar com o som de OH para ver se ele a faria atinar com um tipo de trabalho mais gratificante. Ela por fim abandonou o emprego e tornou-se uma terapeuta musical!

Quando seu corpo ficar mais saudável e integrado por meio do processo de entonação, talvez você queira praticar um exercício sonoro diário voltado para a prevenção, a fim de criar um nível mais profundo de equilíbrio e harmonia. O que se segue me foi ensinado pelo famoso mestre e músico sufi Pir Vilayat Khan, como um meio de equacionar os cinco elementos vitais — terra, água, fogo, ar e éter — que sustentam e nutrem o corpo físico.[16]

Sonorização dos Cinco Elementos

Sente-se confortavelmente com a coluna reta, num local onde não vá ser perturbado por pelo menos vinte minutos. Concentre-se e relaxe. Focalize seu interior e visualize a energia na base da espinha. O elemento terra está associado a essa região do corpo. Inspire e expire pelo nariz, imaginando que o magnetismo da terra sobe para lhe dar vida, apoio e sustento. Quando estiver pronto, comece a sonorizar o elemento terra, murmurando, das profundezas de seu ser, no tom mais baixo que conseguir. Você já ouviu os monges tântricos Gyuto cantando? O som do elemento terra é bastante parecido a essa emissão quase subsônica.

A seguir, concentre-se na área localizada cerca de cinco centímetros abaixo do umbigo, que é o centro do elemento água. Inspire pelo nariz e expire pela boca enquanto visualiza a água fluindo por todo o seu corpo. Você poderá imaginar um rio, uma cascata, um arroio ou qualquer outro fluxo de água. Deixe que esse elemento desobstrua quaisquer pontos de tensão ou inibição na área pélvica e sinta a água corrente dando vida às suas necessidades criativas. O som do elemento água é U. Inspire e, ao expirar, faça vibrar o som de U diretamente para a área pélvica. Continue a emitir esse som durante a expiração, por um ou dois minutos. Aprecie o aspecto sensual, acariciante e estimulante do som da água.

Agora concentre-se em seu plexo solar, localizado acima do umbigo e que sedia o elemento fogo. Inspire pela boca e expire pelo nariz enquanto visualiza o fogo queimando no âmago de sua mente-corpo. Faça com que essa chama lhe dê poder para eliminar tudo o que é supérfluo em sua vida e acenda sua paixão íntima. O som que melhor expressa a energia do fogo é a sílaba HO. Pense em Papai Noel com sua gostosa risada "Ho, ho, ho!" Os índios americanos usam o HO para reafirmar sua auto-expressão e identidade. Você poderá emitir o som HO em lances curtos, para acender o centro ígneo, ou entoar longamente a sílaba durante a expiração, a fim de aumentar a força e a resistência.

Agora atente para o coração, centro do elemento ar. Respirando pela boca, visualize o movimento do ar trazendo vida, amor e liberdade a todos. O som desse elemento é AH, vibrado suavemente no centro do coração. Sinta o palato, no fundo da garganta, soerguer-se ao belo som do AH. Continue a modular esse som durante as expirações, até sentir o coração pleno.

Finalmente, concentre-se na garganta, sede do elemento éter, o espaço infinito a partir do qual todos os demais elementos se manifestam. Respire suavemente pelo nariz enquanto dilata sua consciência pelo espaço interior e exterior ilimitado. Entoe a sílaba HU na expiração. Poderá estimular esse centro ainda mais, caso feche a boca ao emitir o HU, fazendo vibrar os lábios e criando harmonias sutis que têm efeito purificador no sistema energético.

A modulação sistemática dos cinco elementos, diariamente, é uma ótima maneira de contatar a Inteligência Musical Essencial e revitalizar todo o seu ser. Trata-se também de um sistema eficaz de autodiagnose. Quando você praticar esse exercício, observe que certos tons elementares são mais fáceis de emitir que outros. Os cinco elementos correspondem a órgãos físicos específicos: a terra é associada ao intestino grosso, às glândulas supra-renais, aos ossos e a outros tecidos duros; a água, aos órgãos sexuais, rins e fluidos corporais; o fogo, ao trato digestivo; o ar, ao coração e sistema respiratório; e o éter, à garganta, à tireóide e ao timo. Se houver alguma debilidade num órgão ou sistema do corpo, ela provavelmente se refletirá na qualidade sonora e/ou quantidade de força vital expressa em seu som elementar correspondente. Procure gastar mais tempo modulando para as áreas que parecem mais fracas ou contraídas. Seja gentil consigo mesmo. Com o tempo, perceberá que sua energia vai se tornando mais equilibrada e seu corpo mais forte, estuante de vida.

A Música como Anestesia

Sua Inteligência Musical Essencial pode também ser utilizada para minorar dores associadas a lesões físicas. A pesquisa no campo da terapia musical revelou que as pessoas, quando ouvem música antes ou depois de uma intervenção cirúrgica, exigem menos anestésicos e analgésicos que as outras, e até se recuperam mais depressa.[17] Ao que parece, quando fruímos música edificante e inspiradora, o corpo reage liberando endorfinas, que são as nossas defesas naturais contra a dor.[18] Além desse efeito, a audição de música pode distrair-nos da intensa concentração nos ritmos dolorosos. Ele pode mesmo conduzir-nos a um estado alterado ou transe, durante o qual nos distanciamos do sofrimento físico. Assim, a música amplia nossa experiência do tempo, levando-nos da condição de pânico associada à dor aguda para o estado de atemporalidade em que a consciência se une à Mente Universal. Nesse estado não existe sofrimento, apenas paz e quietude infinitas.

Outro aluno, Peter, empresário e músico amador de *jazz*, contou-me como utilizou sua Inteligência Musical Essencial para transformar a dor associada a um tratamento dentário de canal:

> Nem tudo me assusta, mas se se trata de meus dentes, sou extremamente medroso. Quando o dentista descobriu uma séria infecção em um de meus molares, declarou que a única maneira de salvá-lo seria um tratamento de canal. Aterrado pela perspectiva da dor, pensei numa fita cassete capaz de afastar minha mente do problema e mergulhar-me num estado alterado. Acabara de ensaiar com meu quarteto de *jazz* e gravara algumas de nossas improvisações. Resolvi levar a fita para o consultório do dentista, a fim de ouvi-la durante a intervenção.
>
> Ouvir minha banda conversando e tocando música enquanto eu lá estava sentado, esperando o efeito da anestesia, foi inacreditável. Senti-me enleado pelo som e perdi-me na audição das peças, com imensa gratidão por meus companheiros. Aquele som lavou-me a alma e confortou-me numa hora de necessidade. E foi como se não houvesse decorrido tempo algum quando o dentista anunciou que terminara a primeira etapa do tratamento.

O segredo para utilizar a música como anestesia e diminuição da dor é escolher peças com as quais nos identificamos profundamente no nível emocional, peças que ao mesmo tempo distraiam e absorvam. A escolha de Peter, de sua própria música, em sua própria voz e na voz das pessoas que amava confiantemente, proporcionou uma atmosfera segura, acolhedora e afetuosa que captou a sua atenção e o reconfortou. Que tipo de música você escolheria se estivesse em situação parecida?

A IME e o Parto

Muitas mães descreveram o processo do parto como uma das experiências mais alegres e concomitantemente dolorosas de sua vida. Se você recorrer à Inteligência Musical Essencial, poderá usar a música (audição ou entonação) para transformar as dores do parto numa experiência auto-estimulante, jubilosa e criativa. Entoar, sobretudo, facilita a extirpação da dor, contrariando a inclinação natural de sentir medo. Duas fitas separadas, uma com músicas suaves, a outra com peças mais vibrantes e energéticas, costumam ser usadas alternadamente durante o parto, dependendo do humor e da condição física da mãe.

Cantar também é um bom meio de fazer contato com o bebê e os entes queridos, por ocasião do parto. Escolha cinco de suas canções favoritas, capazes de lhe dar estímulo, inspiração e força, e que ache agradável cantarolar ou murmurar nesse momento especial. Transcreva as letras várias semanas antes e leve algumas cópias para dividir com seus parentes e amigos. O ato de interpretar canções significativas em grupo, num instante tão carregado de emoção, pode aliviar imediatamente a ansiedade, diminuir a dor e criar profundos laços espirituais entre todos os envolvidos.

A Dieta Musical

Dizem muitos que a música é o alimento da alma. Mas será também nutrição para o corpo físico? Trabalhando com pessoas afetadas por distúrbios alimentares, descobri que o processo de seis passos que ativa a IME funciona bastante bem na transformação de pensamentos, sentimentos e desejos deslocados, comuns à gula, e no fornecimento de melhores níveis de nutrição ao corpo e à alma debilitados. Eis como você poderá utilizar a IME para harmonizar seu relacionamento com a comida.

1. Identifique o problema. Recordando: o primeiro passo consiste em ativar a postura de testemunha. Quando estiver nesse modo de observação, recorra à IME para discernir com maior clareza a fome emocional da fome física. Ao sentir-se faminto, pare e pergunte-se o que está realmente sentindo. As pessoas que comem em demasia costumam valer-se da fome para acobertar sentimentos mais complexos como medo, solidão, vazio e cólera. Se você come sem ter fome, nunca estará de fato presente, porque a parte que se sente solitária, amedrontada, etc., dissociou-se. E, se não estiver presente por inteiro, perderá o alimento psicológico de que precisa e sempre se sentirá esfomeado.

2. Valorize-se. Você é precioso e infinitamente amado. Quando come para disfarçar sentimentos penosos, encontra-se num estado de autojulgamento e relutância, incapaz de reconhecer e respeitar sua condição emocional. Lembre-se: todas as partes de seu ser são merecedoras de amor e não apenas aquelas que parecem bonitas por fora. Além de camuflar sentimentos, a gula costuma ser ainda um meio de reafirmar direitos: "Eu posso comer quanto quiser." No entanto, por baixo desses sentimentos, existe em geral um poço profundo de privação e ira.

3. Seja empreendedor. Quando incapaz de reconhecer e aceitar emoções dolorosas, você muitas vezes sente vergonha e culpa, isolando-se conseqüentemente dos outros. Eis aí um dos motivos pelos quais é tão difícil transformar padrões alimentares ditados pela emoção: a comida torna-se um substituto para o amor humano. Quando você invoca a inteligência musical para preencher-se com sua verdadeira essência, escolhe não abandonar a si mesmo. Esse é o passo mais importante para capacitar-se a pedir o amor e o apoio dos semelhantes.

4. Conecte-se com o chakra da garganta. Os problemas da alimentação em geral se concentram em torno da dinâmica emocional do chakra da garganta (nutrição, criatividade, necessidade). Quando você se sentir presa de uma fome de origem emocional, em vez de comer preste atenção em sua garganta e no movimento respiratório durante alguns minutos. Inverta a espiral emocional descendente e tenha a certeza de que sua IME chegará a uma solução criativa para os conflitos emocionais subjacentes ao desejo de comer.

5. Expresse-se. Se, ao ouvir a voz suave e pequena de sua IME, você se perceber carente, irado, solitário ou amedrontado, poderá usar a música — sobretudo o canto — para dar voz à verdadeira dinâmica de sua fome.

6. Agradeça. Depois de, com êxito, haver usado a música para concentrar-se na IME e descobrir que sua fome emocional passou, procure sentir-se agradecido ao espírito da IME por ela estar sempre presente em sua vida. Toda vez que se lembrar de recorrer ao processo de seis passos para transformar a fome emocional, irá aproximar-se mais do objetivo de melhorar a saúde, disciplinar os padrões alimentares e, ainda por cima, vivenciar níveis mais consistentes de energia vital, auto-estima e criatividade.

Presenciei uma elegante demonstração do quinto passo, um tanto por acaso, durante um *show* de culinária do guru da forma física, Richard Simmons. Era um programa interativo e o Sr. Simmons cozinhava ao mesmo tempo que respondia às perguntas do público. Diverti-me muito com a musicalidade do *chef* ao vê-lo lidar com a comida, os espectadores e a equipe. Parecia que cada frase fazia parte de uma canção que ele entoava com gosto, mas a sério. Procurei-o depois do *show* e mencionei seu agradável trato com o canto. Ele sorriu e disse que a música era a sua vida e que, não importava o que acontecesse, sempre podia depender dela para recobrar o ânimo.

Notei que Simmons cantava para criar uma atmosfera emocional harmoniosa, que o ajudava a realizar as tarefas do momento. Para as pessoas comuns, com graves problemas, esse compromisso constante com a improvisação musical pode parecer um tanto exagerado. Contudo, descobrir um modo de conectar-se com a música em plena solidão, depressão ou excitação é, de fato, a chave para superar a ânsia emocional de comer. Você pode usar uma canção favorita, como fez Liz no Capítulo 1, quando a fome apertar. Alguns alunos meus acham muito produtivo tocar instrumentos simples de sopro, como a gaita, para acalmar o apetite emocional. Você pode ainda reservar alguns minutos para ouvir sua peça musical mais inspiradora, enquanto respira rítmica e profundamente, concentrando-se na vigorosa aura da auto-aceitação que emana da IME. Quando se sentir mais tranqüilo e atento, conseguirá perceber os aspectos naturais da fome e "ouvirá" se já está saciado ou quer comer apenas por razões emocionais.

Usar conscientemente a Inteligência Musical Essencial para relaxar, purificar e fortalecer o corpo físico é o primeiro e mais importante passo para a cura total do corpo, mente e espírito. Quando o corpo está descontraído, é possível empregar a IME para despertar, purificar e fortalecer o corpo de respiração/energia mais sutil, que envolve o corpo físico. É o corpo de respiração/energia que, além de fortalecer e nutrir os níveis superiores do ser, também fornece a energia vital para ativar e curar o corpo físico.

Capítulo 3

A Música como Energia Vital

Tempo é respiração.
— G. I. Gurdjieff

A esfera da respiração/energia proporciona um vínculo entre o corpo material, mais denso, e a mente, mais sutil. Segundo o mestre sufi Hazrat Inayat Khan, "A respiração é resultado de uma corrente que flui não apenas pelo corpo, mas também por todos os planos da existência do homem [...] A corrente da totalidade da natureza [...] é a verdadeira respiração [...] É uma só respiração e, ao mesmo tempo, muitas".[1]

O *prana*, essência vital da respiração, que em sânscrito significa "vida autêntica", é a energia que produz todas as atividades, tanto físicas quanto mentais. Da perspectiva da medicina oriental, o método ocidental de tratar a doença apenas no nível celular é superficial. Os profissionais orientais acreditam que a verdadeira cura ocorre num nível mais sutil — o do corpo energético, veículo da consciência e dos eventos mentais. Compreendendo e ativando a respiração/energia, você pode afetar diretamente os estados mentais e físicos.

O corpo energético é, na verdade, a estrutura vibratória em torno da qual se forma o corpo físico. Suponha a limalha inerte de Hans Jenny subitamente cobrando vida e dispondo-se em padrões arquetípicos segundos os diferentes tons que vibram na placa de metal onde ela repousa. Esse fenômeno é ainda mais acentuado no corpo humano. Se realmente pudéssemos ver e ouvir o corpo energético humano, ficaríamos conhecendo a mais espetacular constelação de melodia, ritmo, luz, cor e onda — mandalas energéticas em constante movimento, alimentadas pelo Grande Tom, *Nada Brahma*, a origem de todas as formas de vida. O som é a expressão audível do Espírito, que anima cada célula de nosso corpo e toda a vida do planeta. A fotografia Kirlian mostra que, mesmo depois do pedaço de uma folha ser arrancado, a estrutura energética dessa folha continua a pulsar. A pessoa que perde um membro ainda sente a parte amputada. Mesmo estando ausente o componente material do membro, a estrutura energética continua a atuar.

Sua Inteligência Musical Essencial está intimamente ligada à esfera da energia/respiração. A IME expressa-se por intermédio da respiração sob a forma de som — que é, sabemos, pura vibração. Trabalhando com música e som, você se conscientiza da relação entre respiração, energia e cura. Quando adquire maior sensibilidade aos ritmos respiratórios e ao fluxo da energia pelo corpo, percebe que inúmeros desequilíbrios e bloqueios, prejudiciais à saúde perfeita, já existiam na esfera da energia/respiração antes de manifestar-se no corpo. Tomar consciência do modo como o som afeta a respiração e o fluxo de energia do corpo, para depois utilizar a IME a fim de harmonizar e equilibrar o sistema energético, evita que os bloqueios de energia se instalem no organismo. É bom saber que precisamos ficar doentes para nos curarmos. Podemos estar presentes o tempo todo em nosso eu irradiante se utilizarmos a Inteligência Musical Essencial para criar harmonia e equilíbrio a cada respiração.

Uso Criativo da Respiração para Estimular a Energia Vital e a Cura

Quando você faz contato com a IME, é na verdade o aspecto criativo da energia/respiração que está sendo expresso em você e através de você. O nível de energia/respiração contém a força alquímica que se manifesta tão eficazmente graças à sua vinculação profunda com a música e o som. Assim, a IME proporciona um canal para o nascimento do Espírito, ou inteligência divina, na matéria. Uma diferença qualitativa existe, no entanto, entre o processo de nascimento ao nível do corpo e o grau de energia/respiração. Dar à luz um bebê exige, como se sabe, longos períodos de esforço. O nascimento do Espírito na matéria já é outra história. Para trabalhar com o corpo de energia/respiração, temos primeiro de aprender a praticar a volição passiva, que é o ato consciente de *permitir* que a energia/respiração nos vivifique com suas energias transformacionais de cura. Só por intermédio da volição passiva podemos abrir espaço à inteligência da alma, conduzida pela respiração e expressa pelo corpo, e assim dar vida ao nosso ser.

O meio de assumir essa nova atitude de receptividade e entrega à Inteligência Musical Essencial está no relacionamento consciente com nossa própria respiração. Se você praticou o exercício da Percepção da Respiração do Capítulo 1, provavelmente já está familiarizado com os ritmos e as características de sua respiração. A percepção da respiração elimina as preocupações com o futuro e as lamentações pelo passado, instalando-nos no instante pleno do agora infinito. Quando perguntei a Rachel, uma de minhas alunas, como se sentiu depois de praticar o exercício da respiração pela primeira vez, ela me lançou um olhar hesitante e disse: "Descobri a mim mesma!" Enquanto observava a própria respiração, Rachel sentiu-se intrigada com a pausa ao final da expiração. Naquele breve lapso localizava-se a mais deliciosa sensação de paz e tranqüilidade e sensação, que provavelmente não se manifestava no caos de seu dia-a-dia.

Para a maioria das pessoas, a experiência inicial de observar a própria respiração não é tão estimulante. De fato, muitos de meus alunos apressam-se a confessar que não sabem respirar ou que respiram incorretamente. Joseph, por exemplo, quando pela primeira praticou o exercício, notou que insistia mais na expiração que na inspiração. Perguntando-lhe eu se sabia o motivo, respondeu que, quando inspirava, parecia-lhe estar "roubando" o ar e tomando dele uma porção maior do que aquele a que tinha direito. Esse aluno, por sinal, tinha escrúpulos em relação à abundância.

Sarah, editora de filmes que sofria de extrema ansiedade e grave desgaste profissional, descobriu que respirava principalmente pelo peito (e não pelo diafragma), em conseqüência do que sua expiração era incompleta. À medida que foi explorando sua resistência à expiração, uma sarabanda de imagens da infância invadiu-lhe a mente. Viu-se, aos 7 anos de idade, assumindo a responsabilidade pelos quatro irmãos menores, pouco depois de o pai abandonar a família. A mãe de Sarah era uma mulher extremamente ansiosa e frágil, que sempre dependeu dela para manter a casa em dia. Daí por diante, Sarah nunca conseguiu descansar plenamente (tinha agora 42 anos). Estava sempre superalerta, sempre pronta a ajudar. Ao perceber que a compulsão para trabalhar duro (que a levara ao desgaste profissional) refletia-se em seu padrão respiratório, começou a soluçar perdidamente pela garotinha que nunca se permitira ser.

Como você vê, nosso relacionamento com o âmago de nosso ser reflete-se claramente em nossos hábitos respiratórios. Esses hábitos se internalizam desde muito cedo e determinam a qualidade de nossa saúde física e mental. A boa notícia é que padrões deslocados podem ser corrigidos, permitindo-nos retomar a respiração diafragmática livre, desimpedida e plena, que naturalmente todos praticam em criança.

O diafragma é um músculo arredondado que se prende às duas últimas costelas e separa a cavidade torácica da cavidade abdominal. O músculo pressiona para baixo quando inspiramos, a fim de permitir que maior quantidade de ar chegue aos pulmões, e sobe quando expiramos, para expelir o resto do ar. Reserve alguns minutos para praticar a respiração diafragmática.

Respiração Diafragmática

Se você não está acostumado à respiração diafragmática, deite-se num tapete ou carpete com a palma de uma das mãos sobre o peito e a outra sobre o abdome. Quando inspirar, a área inferior das costelas deve expandir-se e o abdome dilatar-se; quando expirar, o contrário deve acontecer. Haverá pouco movimento na porção superior do tórax. Continue respirando diafragmaticamente por cinco ou dez minutos. Entregue-se ao exercício duas vezes por dia durante um mês. Registre no Diário de Percepção Sonora e Musical todas as mudanças físicas, mentais e emocionais possivelmente relacionadas à sua nova maneira de respirar. Com muita probabilidade, à medida que a respiração diafragmática for se tornando habitual e automática, você achará bem mais fácil fazer contato com a Inteligência Musical Essencial.

Na respiração diafragmática, a expansão dos pulmões concentra-se na porção baixa desses órgãos, mais dependente da gravidade, onde a troca de oxigênio ocorre com maior eficiência. Além de estabelecer um padrão respiratório mais satisfatório, o diafragma, quando se contrai, empurra os órgão abdominais para baixo e para a frente. Essa mensagem rítmica melhora a circulação. A respiração diafragmática também desloca seu centro de gravidade para o ventre — seu núcleo de poder —, a partir do qual você pode livrar-se da ansiedade e das preocupações associadas à respiração torácica, bem como começar a sentir-se mais seguro e firme. Só a partir desse centro interior você conseguirá perceber seus sentimentos mais entranhados e a sabedoria da IME, que se expressa por meio do corpo.

A Importância da Respiração Rítmica

Hazrat Inayat Khan afirma que o mecanismo inteiro do corpo funciona graças ao poder da respiração e que qualquer distúrbio nesse mecanismo é provocado por alguma irregularidade no ato de respirar. E prossegue dizendo que, enquanto os médicos costumam atribuir ao corpo físico as alterações da pressão sangüínea e dos batimentos cardíacos, os místicos sabem que elas são provocadas pela respiração. Khan acredita que o fator mais importante a ser considerado na respiração é o ritmo.

Reserve alguns minutos, ainda hoje, para refletir sobre seu ritmo respiratório. Com certeza notará que, quando está impaciente e sem resistência, sua respiração é rasa. Ritmos respiratórios instáveis provocam confusão mental e tornam a pessoa vulnerável a crises emocionais. Você perceberá também que, em estado de profunda concentração, tende a segurar o fôlego. Isso, o mais das vezes, é indício de dissociação entre mente e corpo, que interrompe perigosamente o fluxo de energia e causa confusão, letargia e cansaço.

A respiração rítmica conecta você com a pulsação universal da natureza, que lhe dá acesso imediato à Inteligência Musical Essencial. Há grande diferença entre respirar linearmente, a partir do nível da mente e do ego (onde os ritmos respiratórios flutuam constantemente de acordo com as mudanças externas), e respirar em harmonia com a pulsação universal. Quando nossa respiração está em sincronia com a pulsação da natureza, submetemos nossa vontade (o ego limitado) à vontade do Ser Absoluto. Significa então que nos permitimos, independentemente do que acontece em nossa vida, repousar nos braços amorosos da Grande Mãe e acreditar na realidade da ordem divina.

Por exemplo, há ordem no nascer e no pôr-do-sol, nas fases mutáveis da Lua, no movimento das marés. A pulsação também existe dentro de nós. Se você praticar a respiração rítmica, tornar-se-á consciente do seu impulso e movimento sutil, que se originam do cerne do coração. Você se transforma, por assim dizer, numa montanha — imóvel e impenetrável. Poderá então viver plenamente no mundo, embora desapegado dele. A respiração rítmica também tem efeito salutar no corpo físico. Quando você aprofunda e amplia a expiração, ativa naturalmente a resposta de descontração. Respirar rítmica e profundamente reverte os danos provocados pela superexcitação crônica do sistema nervoso simpático (*stress* a/k/a), equilibrando os ritmos do corpo e fazendo-nos operar em níveis elevados de desempenho. O exercício seguinte foi adaptado dos trabalhos do famoso especialista em cura da mente e do corpo, dr. John Diamond.[2]

Ritmo Respiratório da Cantiga

A melhor maneira de sincronizar e harmonizar os ritmos respiratórios é cantar, principalmente cantigas simples ou hinos. Essas peças musicais são em geral entoadas em frases curtas paralelas, cada qual numa só expiração. Por exemplo, a sempre popular "Parabéns a Você".

(INSPIRE)
Parabéns a você!

(INSPIRE)
Nesta data querida!

(INSPIRE)
Muitas felicidades!

(INSPIRE)
Muitos anos de vida!

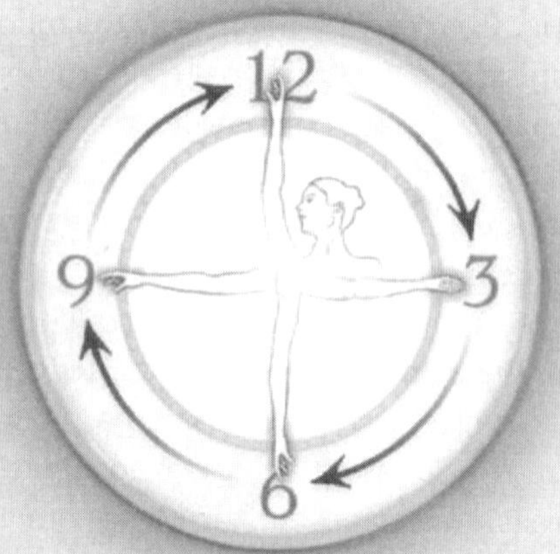

A fim de encontrar o tom e sincronizar o ritmo respiratório enquanto canta "Parabéns a Você", mantenha-se de pé e, com o braço estendido, descreva um círculo completo no espaço à sua frente, enquanto emite as frases da canção. Comece no número seis do círculo e mova o braço na direção horária, terminando no seis quando completar cada frase. Observe como a cada vez que cantar uma frase, o círculo que descreve tem exatamente o mesmo tamanho. Esse exercício simples vai ajudá-lo a harmonizar seus ritmos respiratórios, integrar seus hemisférios cerebrais e estimular sua energia vital, sobretudo se você cantar com devoção. Outras cançonetas simples, mas agradáveis, como "Let it Be", "Amazing Grace" e "My Country 'Tis of Thee", também podem ser cantadas com acompanhamento da cadência circular. Também as canções de ninar conectam-nos a essa cadência profunda e seus ritmos muitas vezes imitam os batimentos de um coração em repouso. Quando você canta, sua capacidade pulmonar aumenta, o chakra de sua garganta se abre e você recebe, naturalmente, orientação, sabedoria e estímulo de sua Inteligência Musical Essencial.

O dr. Alfred A. Tomatis, médico francês especialista em psicoacústica, conta uma história a respeito de como a perda de conexão com a respiração rítmica pode provocar efeitos deletérios na saúde e no bem-estar. Por centenas de anos, os monges beneditinos de um mosteiro da França cantaram das seis até às oito horas da manhã. Quando do Concílio Vaticano II, na década de 1960, um industrioso abade novo decidiu eliminar o canto a fim de que os monges tivessem mais tempo para trabalhar. Eles aceitaram essa nova rotina, mas, à medida que os dias iam passando, começaram a sentir-se entediados, deprimidos e cansados. Convocaram uma reunião para examinar a causa da fadiga. Decidiu-se que eles simplesmente necessitavam de mais horas de sono. Por ironia, a mudança tornou-os ainda mais cansados e deprimidos. Médicos foram chamados para resolver o problema. Um dos especialistas acreditava que o culpado fosse sua dieta basicamente vegetariana, ainda que os monges viessem comendo dessa maneira há duzentos anos. Os monges adicionaram carne à sua dieta, mas nem isso ajudou. Quando Tomatis visitou o mosteiro, percebeu que os internos haviam perdido contato com a musicalidade inata (Inteligência Musical Essencial) e reintroduziu o canto. Alguns meses depois, todos os monges tinham voltado ao trabalho, com boa saúde e excelente humor.

Tornou-se claro para Tomatis que os monges podiam trabalhar longas horas com pouco sono por causa do canto. Não só a música sincronizava os ritmos respiratórios, o que produz energia e vitalidade, como as altas freqüências geradas pelo ato de cantar literalmente carregava o córtex cerebral, criando uma espécie de euforia que levava os monges a sentir a bênção da vida dia e noite.[3] (Discutirei esse fenômeno com maiores detalhes no Capítulo 6.)

Outra maneira simples, porém elegante de sincronizar os ritmos respiratórios é entoar o mantra universal, *Om* (*Aum*). Segundo Paramahansa Yogananda, *Aum* constitui a base de todos os sons. Seu equivalente no mundo ocidental é o termo *Amém*, também conhecido como "a Palavra" da Bíblia. Para aqueles que abriram os ouvidos do coração, é a voz da criação dando testemunho da Divina Presença em cada átomo.[4] Na verdade, o mantra *Om* é cantado em três seções, AH-UH-MM, numa só expiração. Quando completar MM, inspire pelo mesmo lapso de tempo, entoando o *Om* silenciosamente, e continue a cantar o AH-UH-MM numa só expiração. Se fizer isso por cinco ou dez minutos diariamente, irá encontrar paz interior e tranqüilidade, podendo então conectar-se facilmente com a IME.

A Magia da Respiração e o Controle das Narinas

No estado de lucidez, quietude e paz induzido pela correta respiração diafragmática, você será capaz de explorar com mais desenvoltura seu corpo energético. Primeiro, porém, é preciso que esteja cônscio das mudanças naturais que ocorrem com a energia refletida na condição de suas narinas. Se você tem praticado o exercício de Percepção de Respiração regularmente, talvez já tenha observado que uma narina usualmente é mais aberta que a outra em diversos momentos ao longo do dia. As mudanças na predominância das narinas relacionam-se às que ocorrem no domínio hemisférico do cérebro.

Por exemplo, quando a narina direita (associada ao canal energético *pingala*) está aberta, o hemisfério esquerdo está ativado. Nesse estado, sua consciência se concentra num fazer mental: a mente linear, analítica, racional. Quando a narina esquerda (associada ao canal energético *ida*) está aberta, sua consciência passa para a função cerebral direita: a mente receptiva, emocional, criativa, musical. Os canais primários de energia (*pingala* [masculino, *yang*, carregado positivamente, Sol] e *ida* [feminino, *yin*, carregado negativamente, Lua]) originam-se na base da espinha e percorrem cada lado do centro sônico localizado na medula.

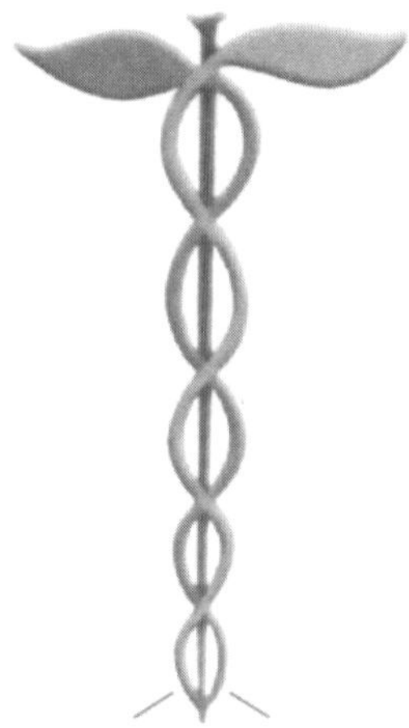

Esses canais entrecruzam-se em cada ponto de chakra ao longo da espinha, gerando uma carga emocional no centro de cada chakra, o que inevitavelmente nos impele para os muitos palcos do grande teatro da vida. Os canais *pingala* e *ida* terminam nas narinas direita e esquerda, respectivamente. A mudança de predominância das narinas (também conhecida como ritmo ultradiano) ocorre naturalmente a cada noventa minutos mais ou menos, no decorrer do dia. Em geral, bem na hora da mudança, ambas as narinas se abrem por um breve período. Esse é um estado altamente criativo (*shushumna*) em que a cura espontânea e a canalização de fontes mais profundas de beleza estética e sabedoria costumam ocorrer. Se você aprender a reconhecer a iminência desse estado, será mais receptivo à sua magia.[5]

Quando a predominância das narinas se fixa e não muda por longos períodos de tempo, existe uma ameaça de doença. Tomar consciência da energia bloqueada (indicada pela excessiva predominância de uma das narinas) antes que se manifeste no corpo físico é uma excelente forma de medicina preventiva. Praticando o exercício que se segue, você se capacitará a purificar e fortalecer ambos os canais energéticos, para que trabalhem em conjunto e lhe propiciem um estado de maior equilíbrio, harmonia, ordem e liberdade criativa.

Respiração Alternada pelas Narinas

Sente-se numa postura confortável e firme, com a cabeça, o pescoço e o tronco eretos. O corpo deve estar imóvel. Leve a mão direita até o nariz, dobrando os dedos indicador e médio de modo que o polegar possa fechar a narina direita e o anular, a esquerda. Com a narina direita fechada, expire completamente pela narina esquerda. A expiração deve ser lenta, controlada, sem esforço. Ao final da expiração, feche a narina esquerda com o dedo anular, abra a narina direita e inspire lentamente, profundamente. Também a inspiração tem de ser lenta, suave, controlada e com a mesma duração da expiração. Repita o ciclo mais duas vezes.

Ao final da terceira inspiração pela narina direita, expire completamente por ela, mantendo a narina esquerda fechada com o anular. Ao final dessa expiração, feche a narina direita e inspire pela esquerda. Repita duas vezes.

Em suma, esse exercício consiste de três ciclos de expiração pela narina esquerda e de inspiração pela narina direita, seguidos de três ciclos de expiração pela narina direita e de inspiração pela narina esquerda.

De todos os exercícios de auto-ajuda que venho praticando ao longo dos anos, o de respiração alternada pelas narinas foi o que verdadeiramente me preparou para as mudanças mais positivas que executei em minha vida. Ele trabalha diretamente com a energia vital e sua distribuição pelas ramificações masculina e feminina da consciência. Quando essas duas forças estão equilibradas, a vida se torna inacreditavelmente rítmica, ordenada e harmoniosa. Você não mais se verá às voltas com a indolência, a dúvida, a indecisão ou as lutas pelo poder. À medida que as polaridades entre as energias masculina e feminina vão sendo resolvidas, o espírito de harmonia se projeta na realidade que você mesmo cria à sua volta. Você começa então a cavalgar a onda da vida em vez de nadar contra a corrente, impulsionado por ritmos respiratórios descontrolados e desejos egoístas. (Nota: a fim de abrir a narina bloqueada, deite-se do lado oposto a ela com o braço estendido para cima ao longo do chão e a cabeça aninhada na axila. Respire normalmente por alguns minutos e logo perceberá uma mudança. A narina fechada se abrirá, permitindo a livre passagem do ar e motivando uma alteração na consciência.)

Aplicação do Conceito de Predominância das Narinas na Vida Diária

Narina aberta:	Lado ativo do cérebro:	Atividades recomendadas
direita	*esquerdo*	*pensamento analítico, comer, exercício físico*
esquerda	*direito*	*tocar ou ouvir música, prática espiritual, descanso, devaneio, contemplação*

Percepção da Energia Musical

Dado que a música é, essencialmente, vibração, funciona como um excelente meio para explorar o nível de energia/respiração da consciência. Para este exercício, selecione uma peça de música vocal ou instrumental de dez a vinte minutos de duração, que você não conheça muito bem. Pode ser dos gêneros clássico, *jazz, new age* ou internacional — quando mais desconhecida, melhor. Ative o estado de volição passiva praticando o exercício de Percepção de Respiração. Após relaxar e atingir a postura de testemunho, deite-se e ligue a música. Limite-se a sentir o movimento da energia da música dentro e ao redor de seu corpo. A princípio, você desejará focalizar um dos instrumentos e descobrir em que parte do corpo seu som vibra: peito, garganta, ventre ou mãos. Tente acompanhar o movimento da energia enquanto ouve. Ela sobe ou desce? Produz efeito de integração no fluxo de sua energia? Lentamente, mude o enfoque para outros instrumentos e observe se a marcha da energia é a mesma ou outra.

Agora atente para o ritmo da música. Onde você o sente vibrar em seu corpo? Faça com que o enfoque se desloque para dentro e para fora do corpo físico, prestando atenção também no modo como a música afeta a energia que o envolve. Sente o corpo energético expandindo-se e contraindo-se enquanto ouve a música? Não ligue para os pensamentos que possam distraí-lo durante o exercício. Apenas enfoque novamente a respiração, o que por seu turno lhe permitirá conectar-se com a música num nível ainda mais profundo. Quando a música terminar, retorne à consciência normal e registre a experiência no Diário da Percepção Sonora e Musical.

Energia Primária/Fluxos Respiratórios e IME

Ao praticar o exercício descrito acima, você deve ter notado sensações de trânsito de energia em diversas partes do corpo. Há, de fato, cinco fluxos primários de energia que operam juntos para permitir que o corpo físico funcione em níveis ideais. Esses fluxos são diretamente afetados pela música e pelo som.

O primeiro fluxo energético é associado ao movimento ascendente da energia, provocado pela inspiração; essa energia chama-se *prana*. Ela nutre o corpo mental e relaciona-se ao elemento ar.

Outro fluxo energético é *apana*, que cria uma sensação de descida para as pontas dos dedos dos pés quando você expira segundo a pulsação da música. Trata-se de uma energia purificadora, associada ao elemento terra e necessária para a eliminação orgânica. É possível que você experimente uma leve sensação de pulsação e tepidez à volta do plexo solar (ou área do umbigo) ao ouvir a música. *Samana*, um fluxo energético mais sutil, representa a energia do fogo que facilita a digestão e relaciona-se à necessidade de empreender ou dominar.

O fluxo de energia que se movimenta para cima e para fora chama-se *udana* e prende-se sobretudo ao canto e ao elemento éter. Relaciona-se também ao ato fisiológico de vomitar.

O mais sutil dos cinco fluxos energéticos tem o nome de *vyana*, ligado à circulação da energia no corpo e à integração da *gestalt* num sistema coerente. Tem sido associado à evolução da imagem corporal e da sexualidade, vinculando-se ao elemento água.[6,7,8]

Fluxos Energéticos/Respiratórios

Nome da Corrente	Direção do Movimento	Função Estimulada	Elemento Associado
Prana	Para dentro e para cima	Nutrição	Ar
Apana	Para baixo	Liberação	Terra
Samana	Plexo solar	Ignição	Fogo
Udana	Para cima e para fora	Expressão	Éter
Vyana	Integrativa	Coesão	Água

Os profissionais da medicina oriental, principalmente da escola do Ayurveda, prestam muita atenção aos cinco fluxos de energia quando diagnosticam e tratam doenças físicas. Acreditam que a causa principal da maior parte dos distúrbios é a estagnação de uma ou mais dessas correntes de energia primária. A sintonia com a Inteligência Musical Essencial permitirá a você tornar-se mais consciente, enquanto ouve diferentes tipos de música, do fluxo energético que percorre seu corpo mental. Com a prática, será capaz de perceber quais correntes foram superestimuladas ou bloqueadas. Recorrerá então à música para reequilibrar o sistema energético. Trabalhar um nível de energia com música e som pode prevenir doenças físicas.

Althea, de 35 anos, CEO de uma empresa de artes gráficas, começou a sofrer de bulimia desde que saiu de casa para a faculdade, quando tinha 16.

Partes do Pranamaya Kosha

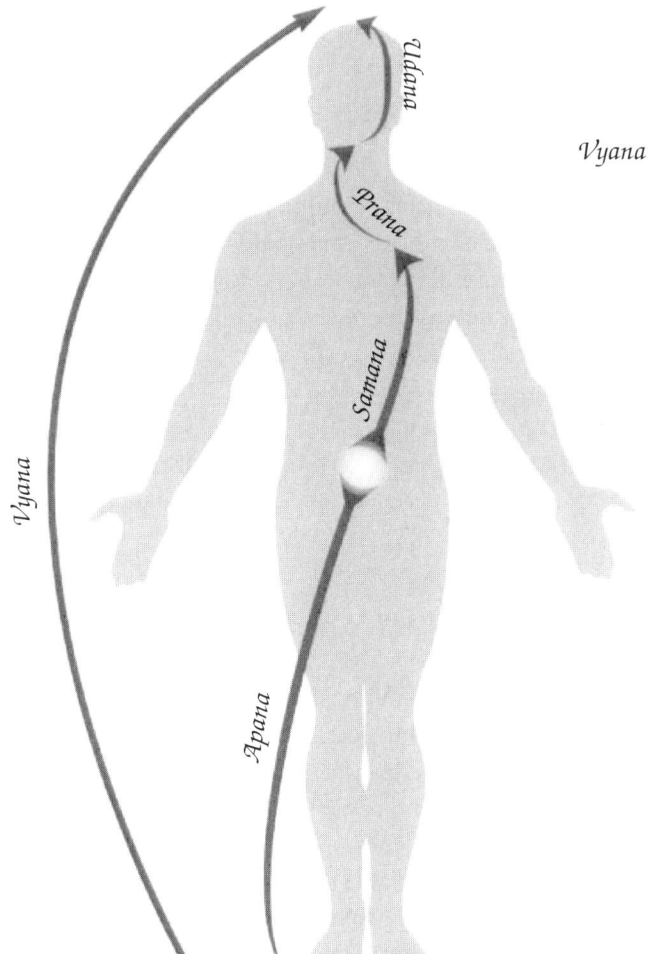

Depois de anos de psicoterapia, que a seu ver ajudou-a muito no nível emocional, ainda sentia a necessidade de comer em excesso e vomitar. Praticando o exercício de Percepção da Energia Musical, notou que o fluxo de *udana* fora superestimulado por anos da prática de vomitar. Notou também, ao focalizar a respiração durante o exercício de Percepção de Respiração, que tinha dificuldade em expirar completamente. Parecia a Althea que seu fluxo de *apana* era muito fraco. Depois de explorar diversos tipos de música, descobriu que o ritmo trepidante dos tambores da África Ocidental tornava sua respiração mais profunda e fazia-a fluir até os pés. Decidiu gastar cerca de trinta minutos, durante cinco dias consecutivos, para ouvir esse som e registrar seus efeitos. Após a quinta sessão, Althea afirmou estar se sentindo outra pessoa: mais ligada ao próprio corpo, mais tranqüila e segura. Embora às vezes ainda pensasse em vomitar durante esses cinco dias, o desejo de chegar a tanto foi diminuindo gradativamente. Althea continuou a explorar os ritmos da música africana ligados à terra e acabou por se matricular numa escola que ensinava danças e batuques da África. Quando a encontrei um ano depois, contou-me radiante que a bulimia era coisa do passado.

Embora seja melhor descobrir em sua própria discoteca as peças que pareçam estimular fluxos energéticos específicos, para promover saúde e cura, incluí as Sugestões para Visualização Musical (Apêndice III), baseada em minhas próprias pesquisas e prática, a fim de que você possa utilizá-las para aumentar, suavizar e balancear os cinco fluxos primários de energia/respiração.

A IME e os Chakras

À medida que você for se familiarizando com o seu corpo energético e com o modo de usar a música para purificar, fortalecer e equilibrar os três grandes canais primários de energia (*ida*, *pingala* e *shushumna*), ao mesmo tempo que os cinco fluxos primários de energia/respiração (*prana*, *apana*, *samana*, *udana* e *vyana*), procure explorar os sete vórtices energéticos que matizam sua percepção da realidade. Do ponto de vista da yoga, a consciência é expressa por intermédio do teatro da mente graças a sete palcos giratórios chamados *chakras*. A palavra *chakra* significa "roda" em sânscrito. Os chakras correspondem aos importantes plexos nervosos localizados em vários pontos da espinha dorsal.

O primeiro chakra, na base da espinha, é o **chakra da raiz (anal)**, associado ao elemento terra e ao sentido do olfato. Acima do chakra da raiz, na região do sacro, acha-se o **chakra genital** (elemento água; paladar). O próximo é o **chakra do plexo solar** (elemento fogo; visão), localizado um pouco acima do umbigo. Os três chakras inferiores prendem-se ao lado instintivo ou animal da natureza humana. Vêm em seguida o **chakra do coração** (elemento ar, tato) e o **chakra da garganta** (elemento éter; audição), que serve de ponte entre o tronco e a cabeça. O sexto, ou **chakra do terceiro olho**, acha-se entre as sobrancelhas. O sétimo centro, ou **chakra da coroa**, localiza-se no ponto mais

Os Chakras

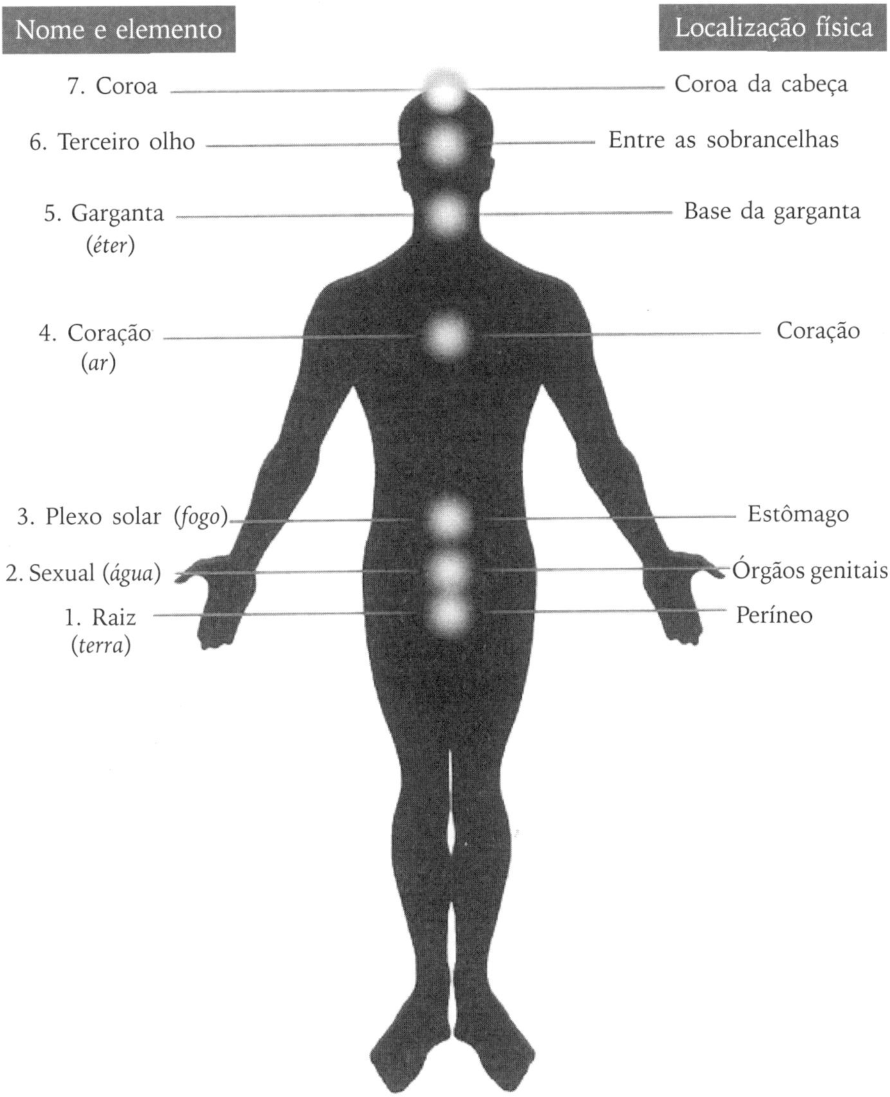

alto do crânio. Esses quatro chakras superiores caminham sempre na direção de estados de consciência mais apurados e transpessoais.

Cada chakra apresenta um aspecto particular, com polaridades arquetípicas distintas que precisam ser neutralizadas para que você consiga passar criativamente ao próximo patamar de evolução. Em seu livro *Psychotherapy East and*

West ["Psicoterapia: Oriente e Ocidente"), o psicólogo clínico Swami Ajaya afirma que os chakras são uma estrutura integrativa que nos proporciona uma área de desempenho interior organizada.[9] Ativando a Inteligência Musical Essencial, você poderá utilizar a música e o som (que são as melhores ferramentas vibracionais de cura) para investigar e resolver as polaridades existentes nesse campo operacional, trazendo assim equilíbrio e harmonia ao seu ser como um todo: corpo, mente e espírito.

A IME como Catalisador para o Equilíbrio das Energias do Chakra

Você já conhece os cinco elementos (associados aos cinco primeiros chakras) apresentados no Capítulo 2, juntamente com o exercício de Sonorização dos Cinco Elementos. Quando você pratica esse exercício, sem dúvida toma consciência de um ou mais elementos que parecem vitais e fortes, além de outros que parecem fracos ou bloqueados de alguma forma. Você deve ter notado efeitos similares ao praticar o exercício de Percepção da Energia Musical. Quando explorar as polaridades básicas existentes em cada chakra, saberá como usar melhor a música e o som para resolver seus problemas de saúde específicos.

O tipo de experiência proporcionado pelo chakra da raiz é a luta pela sobrevivência. Há duas polaridades primárias no nível da consciência: predador *versus* presa e vida *versus* morte. O protagonista desse drama é a vítima arquetípica. A reação estressante de lutar-ou-fugir, que já mencionamos, prende-se ao chakra da raiz. Se você sofreu um trauma ao ingressar no plano terreno ou não se sentiu seguro na fase de crescimento, poderá estacar no nível do chakra da raiz. Então, ao lidar com os inúmeros desafios da vida, ver-se-á como vítima e se tornará, conseqüentemente, hipervigilante, incapaz de relaxar por completo e ser você mesmo. Quando centrado nesse nível de consciência, também experimentará por certo emoções que procura reprimir, como raiva destrutiva e terror. A energia requerida para bloquear essas fortes emoções cerceará por certo sua criatividade. Uma vez que muitos dos problemas ligados ao chakra da raiz ocorrem bem cedo, em geral antes que a pessoa já tenha aprendido a falar, a música e o som constituem o modo mais direto e eficaz de exteriorizar pensamentos reprimidos e sensações corporais. E é nesse nível que a Inteligência Musical Essencial enseja a cura em profundidade.

No caso do chakra genital, os problemas principais dizem respeito ao desejo e ao prazer sensorial. As polaridades, aqui, são prazer *versus* dor e masculino *versus* feminino. O hedonista típico é que desempenha o papel principal. Na psicologia ocidental, a personalidade hedonista é freqüentemente associada ao vício. Conforme você leu nos Capítulos 1 e 2, a música pode ser utilizada como um substituto saudável da substância intoxicante ou transformar comportamentos indesejáveis. O segundo chakra prende-se também à sexualidade e ao impulso criativo. Música e som podem, literalmente, remover os bloqueios da criatividade, liberando-nos para trabalhar esteticamente todas as áreas de nossa existência.

No plexo solar concentram-se as questões de dominação, conquista, competição, inadequação, inferioridade e orgulho. Aqui, as polaridades são ganho *versus* perda, sucesso *versus* fracasso, domínio *versus* submissão, censura *versus* elogio. O arquétipo do herói costuma ser associado com freqüência a esse centro. O aspecto de experiência tem muito a ver com a identidade e a evolução do eu. Nesse caso, a individuação é elemento capital quando se começa, na adolescência, a discernir entre o eu e os pais. Muitas crianças com problemas emocionais e de aprendizado fixaram-se nesse nível. Aprender a tocar um instrumento musical sob a orientação de um professor afetuoso e criativo ou compor canções que expressem sua identidade exclusiva e sua história de vida pode ajudar essas crianças (e todos nós também) a enfrentar as dificuldades que surgem nessa etapa de evolução.

Quando nos concentramos no chakra do coração, abrimo-nos para a compaixão, a generosidade, o amor desinteressado e a dedicação. As polaridades aqui apresentadas são salvador *versus* salvo e libertador *versus* libertado. A protagonista é a mãe arquetípica, salvadora. A grande maioria dos profissionais de ajuda concentra-se nesse nível de consciência. No entanto, se você se fixar no nível do chakra do coração, talvez passe a negligenciar suas próprias necessidades. Isso explica o elevado número de demissões nessa área profissional. Ouvir e fazer música — só ou com outros — é uma bela maneira de auto-estímulo e autocura, quando se faz necessário recarregar as baterias do coração.

No nível do chakra da garganta, você se abre para a devoção, a dedicação, o amor incondicional, a entrega, a confiança, a criatividade superior, a graça, a majestade e o romance. Aqui, as polaridades são objeto de devoção *versus* devoto, mãe *versus* filho, achado *versus* perdido e confiança *versus* desconfiança. O arquétipo infantil é o ator principal. Muitos artistas criativos privilegiam a consciência do chakra da garganta. Nessa etapa evolutiva, você começa a perceber sua *aparente* separação da Divindade, que se manifesta como sensação de abandono e vazio; conseqüentemente, você padece fortes crises de tristeza e ânsia de união, o que pode levar a vícios caso esses sentimentos sejam negados ou reprimidos. Você pode explorar as emoções fortes por meio de atividades musicais criativas como cantar, compor e improvisar. Quando se liga à Inteligência Musical Essencial no nível do chakra da garganta, você descobre imediatamente sua unicidade com o Ser Absoluto (graças a "calafrios musicais" ou experiências de pico). Após essa descoberta, a pessoa consegue transformar os sentimentos de ânsia e perda na paz e na bênção da união divina.

No nível do terceiro olho, você transcende as limitações da mente recorrendo ao testemunho, o que lhe faculta abrir-se para níveis mais profundos de compreensão e intuição. Assim, o chakra do terceiro olho é o centro da percepção psíquica. As polaridades, aqui, são inteligente *versus* tolo, observador objetivo *versus* participante iludido; e a personagem principal é o sábio proverbial. Quando concentrados nesse chakra, em geral temos a experiência de canalização de informação a partir do Eu Superior por intermédio de sonhos, escrita automática, artesanato, poesia e composição musical.

Por exemplo, recentemente deparei com um velho caderno que continha diversas canções escritas por mim quando tinha 20 anos. Eu não me lembrava absolutamente delas e fiquei curiosa para redescobrir-lhes o significado. Senti-me surpresa ao notar que as histórias e os conflitos inocentemente veiculados por aquela música antiga tornaram-se realidade ao longo dos anos. Os seguintes versos de uma canção que compus para um namoradinho são particularmente interessantes:

> Em seus olhos vejo todo o esplendor dos sonhos,
> mas você dá de ombros e se afasta,
> para lugar nenhum.
> Você é tudo que precisa ser; a vida não tem mistérios.
> Banhe-se ao sol e seja um comigo.

Depois de reler esses versos, compreendi que estava cantando para minha própria musa — o fugidio eu criativo que só mais tarde consegui agarrar. A canção falava de um presente que, na época, eu não estava preparada para receber.

É essa sábia energia que ativamos quando entramos em contato com o poder de transformação da IME. Embora muita gente haja sem dúvida experimentado essa sabedoria espontânea, só a partir do momento em que começamos a utilizar *conscientemente* a IME em bases regulares é que passamos a canalizar as verdades mais profundas. No devido tempo, a Inteligência Musical Essencial ajudará você a desprender-se das limitações dos chakras inferiores e a encaminhar-se para uma realidade luminosa e ilimitada, no nível do terceiro olho.

Não existem polaridades no nível do chakra da coroa. Quando você tiver resolvido as polaridades dos seis chakras inferiores, você não experimentará mais a dualidade — terá finalmente alcançado a consciência unitária. Certamente você já deve ter tido um vislumbre da consciência do chakra da coroa durante memoráveis experiências de pico no decorrer da sua vida. Viver nesse estado, também conhecido como *samadhi* ou *nirvana*, é o supremo objetivo do aspirante espiritual.

O Uso da Teoria dos Cinco Elementos Musicais no Equilíbrio das Energias do Chakra

O que se segue é um sistema abrangente de análise musical com a utilização da teoria dos cinco elementos, adaptado da obra do músico e naturopata John Beaulieu.[10] O sistema deriva dos princípios básicos da polaridade que enfocam o movimento perene das forças positivas e negativas (feminino/masculino, yin/yang), o impulso essencial para o desenvolvimento e a continuidade da vida neste planeta. À medida que for se familiarizando com a audição de música a partir desta perspectiva, você será capaz de usar a música como instrumento de diagnóstico na avaliação do estado saudável ou mórbido de cada chakra, para saber se há bloqueios em um determinado centro, se um chakra está super ou subestimulado e se você está na iminência de aceder a um novo nível de chakra. Se descobrir bloqueios ou desequilíbrios nos seus centros de energia, poderá então ativar sua Inteligência Musical Essencial para escolher a música apropriada para estimular, suavizar, equilibrar ou transformar problemas psicoespirituais não resolvidos.

Aprender a perceber os elementos da música pressupõe atentar para suas qualidades (altura, andamento, volume e ritmo) e tomar consciência de como cada uma delas afeta nosso corpo, mente, emoções e espírito. Pressupõe também confiar na própria intuição. Podemos então avaliar nossas respostas e traduzi-las na linguagem da energia. Adote o seguinte sistema para escolher e criar música com, o fito de equilibrar as energias dos chakras:

Nota: Uma vez que os fluxos de energia/respiração se associam aos cinco elementos, o esquema pode ser utilizado também para selecionar música a fim de equilibrar esse aspecto do sistema energético. No entanto, do ponto de vista da energia/respiração, *udana*, que se move para cima e para fora de um modo vigoroso ou exuberante, liga-se igualmente ao elemento éter. Para equilibrar esse fluxo de energia/respiração, prefira música vocal expressiva em vez das peças instrumentais aqui descritas.

	Ritmo	Andamento	Volume	Altura
TERRA	sólido, constante, para fora	lento, controlado, majestoso	moderadamente alto	grave/profunda — contrabaixo, tambor, tuba, piano (batucada africana)
ÁGUA	fluente, ondulante, pujante	moderadamente lento, médio	um pouco alto	medianamente grave — clarineta grave, violoncelo, fagote, trompa, saxofone-tenor (*blues*, *jazz* latino)
FOGO	*staccato*, sincopado	meio rápido	alto, *crescendo/decrescendo*	medianamente aguda — trompa, saxofone alto, corneta inglesa (*flamenco*, *heavy metal*)
AR	oscilante, parte superior do corpo	de médio a rápido	de médio a alto	aguda — violino, flauta, clarineta, oboé, *piccolo*, alto/soprano, saxofone (canções de ninar, baladas de *jazz*)
ÉTER	arrítmico, de pulsação profunda	de médio a muito lento	de médio a brando	muito aguda — gongo, sino, tambor (música *new age*)

O melhor meio de empregar o sistema de cinco elementos é determinar primeiro quais deles mais atraem você na música que está ouvindo agora. Haverá algum que pareça predominar em seu repertório de músicas favoritas? Acha que está faltando um ou mais elementos? Essa informação fornece pistas para você descobrir com qual chakra se dá melhor, a qual deles deverá apegar-se ou a qual está resistindo devido a problemas ainda não solucionados.

Por exemplo, Marge, uma vizinha da geração X, está sempre ouvindo música. Nunca a vi sem seus fones de ouvido. Quando lhe perguntei o que costuma escutar com tanto gosto, respondeu-me que hesita entre Charlie Parker e Miles Davis (especialmente peças de andamento rápido), *heavy metal* e música de discoteca. Gosta da trepidação que sente quando ouve um som agitado. Gosta também de aumentar o volume de seu gravador portátil quando anda pela cidade, afirmando que isso a revigora. Mas odeia a batida *funky* e tudo o que diz respeito aos Gipsy Kings.

Valendo-me da teoria musical dos cinco elementos, pude compreender um pouco as energias do chakra de Marge. O que primeiro chama a atenção é sua preferência por andamentos rápidos, o que incide na categoria do elemento ar. Ela gosta também de som alto, o que entra também na categoria do ar. Marge ouve muito Charlie Parker (saxofone alto: elemento fogo) e Miles Davis (trompete: elemento fogo). Boa parte da música *heavy metal* integra a categoria do fogo; a música da discoteca, o elemento fogo, de novo. Assim, Marge está pesadamente carregada de fogo e ar, associados aos chakras do plexo solar e do coração, respectivamente. Detesta o estilo *funky* e os Gipsy Kings, tipos de música que tendem a integrar as categorias da água e da terra (sons pujantes, sensuais, apaixonados).

Procurando entender melhor Marge nos últimos meses, descobri que ela sofre de colite crônica (devido a um desequilíbrio no chakra da terra) e de terríveis crises de TPM todos os meses (problemas com o chakra da água). Essa informação confirmava o aforismo de Paracelso, "Assim na vida como na música". Talvez, ao limitar sua exposição a certos gêneros musicais, Marge procure fugir (chakras do ar e do fogo) de bloqueios emocionais ou energéticos, relacionados com os seus chakras da terra e da água.

A fim de restaurar o equilíbrio dos chakras, refletido tanto na escolha das músicas quanto nos distúrbios físicos de Marge, devo sugerir-lhe a prática da Sonorização dos Cinco Elementos para ajudá-la a sentir-se bem com o uso do som na exploração da energia elementar de cada chakra. Quando ela começar a interessar-se por seus centros da água e da terra, juntamente com as energias arquetípicas de seu chakra da garganta, poderei então introduzir alguns tipos de música que contenham os elementos desprezados, primeiro música etérica, depois, aos poucos, música aquática e finalmente músicas com vigoroso componente terráqueo. Lembrar-me-ei, é claro, de recorrer ao princípio "iso" a fim de respeitar as escolhas pessoais de Marge e não chocá-la com estilos estranhos ou desagradáveis a seu paladar musical. Se ela se abrir para as energias arquetípicas de seus chakras negligenciados, conseguirá decerto liberar as emoções bloqueadas por seus distúrbios físicos.

Agora é a sua vez. No Diário de Percepção Musical e Sonora, registre as cinco músicas que o atraem especialmente no momento. Analise-as segundo a teoria dos cinco elementos, constatando os níveis de integração e os pontos fortes/fracos de seus chakras. Se houver algum centro que você queira enfocar, sintonize-se com a Inteligência Musical Essencial e deixe que ela o encaminhe para o tipo de música que ensejará maior percepção, clareza e transformação. Anote no diário todas as percepções e mudanças de natureza fisiológica e/ou emocional que observar. Não se esqueça também de registrar os estilos musicais que o desagradam ou aos quais você oponha resistência, pois essa reação pode indicar um bloqueio emocional — mais provavelmente, certa aversão a um aspecto inaceitável de você mesmo, ligado a determinado nível de chakra. Num ambiente tranqüilo e estimulante, explore os sentimentos desencadeados pela música. Você talvez se surpreenda com as descobertas. (Para uma lista de seleções musicais organizada de acordo com os elementos predominantes, consulte o Apêndice V.)

Nos capítulos seguintes, você aprenderá inúmeras outras técnicas musicais que o ajudarão a compreender a dinâmica de cada chakra e lhe ensinarão como usar a Inteligência Musical Essencial para equilibrar, harmonizar e fortalecer as energias dos chakras com vistas a uma saúde perfeita, bons relacionamentos e maior abundância.

Capítulo 4

A Música como Mente: Testemunhar

A existência de moléstias no corpo pode ser considerada uma sombra da doença verdadeira, mantida pelo homem em sua mente. Graças ao poder da música, a mente pode expandir-se a ponto de ultrapassar a idéia de doença; esta, então, é esquecida.

— *Hazrat Inayat Khan*

Pelo emprego da Inteligência Musical Essencial, você agora já aprendeu a voltar-se para dentro de si mesmo a fim de examinar o plano bem mais sutil da energia/respiração e o modo como ele interage com o corpo físico. Aprendeu também a relaxar e a equilibrar suas energias de chakra com música e som. Essas atividades nos levam a um estado de tranqüilidade, a partir do qual podemos começar a observar a esfera da mente. Esta é ainda mais sutil que o nível de energia/respiração e infinitamente mais poderosa. Consiste de pensamentos, sentimentos, lembranças, atitudes, crenças, volições, fantasias e desejos. Graças à sua multiplicidade de funções, a mente lhe permite traçar seu próprio padrão de realidade e manifestar sua identidade única nesse quadro. Em essência, a mente é o veículo por intermédio do qual criamos nosso mundo. À medida que você vai se familiarizando com seus sons e tons, graças a uma relação mais aprofundada com a IME, torna-se capaz de ir transcendendo aos poucos suas limitações e de criar harmonia, equilíbrio e beleza em todas as dimensões da vida.

Aproximando os pontos de vista oriental e ocidental quanto a propósito, função e organização do corpo mental, chega-se à conclusão de que aquilo que conhecemos como "mente" pode ser compreendido se examinamos seus quatro componentes diferentes, mas integrados:

1. **A mente sensório-motora** capta as impressões dos sentidos e coordena-as em respostas motoras.
2. **O ego** organiza as impressões dos sentidos da perspectiva do "eu".
3. **A faculdade de discernimento** ajuda-nos a tomar decisões.
4. **A mente subconsciente** é o depósito das lembranças, experiências e impressões, contendo tanto o inconsciente pessoal (recordações esquecidas e/ou reprimidas) quanto o que o psicanalista suíço Carl Jung chamou de "inconsciente coletivo", isto é, a atividade psicológica inata que transcende a experiência pessoal e relaciona-se diretamente com as bases arquetípico-instintivas da vida humana (o herói, a bruxa, etc.).[1]

Num nível ainda mais sutil, o subconsciente também aloja o "conhecido impensado" do psicanalista Christopher Bollas, que é a lembrança celular, orgânica, do clima emocional do antigo ambiente do lar e que todos nós internalizamos como "música interior".[2] Essa música interior é vivenciada como uma disposição quase imperceptível, mas difusa (fome, melancolia, ansiedade), indelevelmente entretecida na estrutura da consciência. Até que seja realmente "ouvido", externado e perscrutado, o tom sentimental de sua música interior continua matizando sub-repticiamente seu autoconceito e a percepção de realidade ao longo da vida, sem nenhum controle consciente.

A maioria das pessoas não tem noção dos diferentes níveis e funções da mente ou de seu potente efeito na cura e na saúde mental e física. Para ter essa noção, é necessário que nos voltemos para dentro de nós mesmos e, sistematicamente, observemos nossos pensamentos, sentimentos, desejos, percepções, crenças e posturas. A Inteligência Musical Essencial proporciona um ambiente seguro e estimulante para essa exploração. Como se verá, a música espelha as várias dimensões da mente. De um modo agradável e pacífico, ela faz você navegar criativamente e transformar essa vasta paisagem interna.

Problemas comuns no nível da mente percorrem uma escala que vai desde as pequenas preocupações diárias, como "Será que vou receber meu pagamento hoje?", até os vícios devastadores, as doenças psicossomáticas e as tendên-

O Conceito Vedântico da Mente

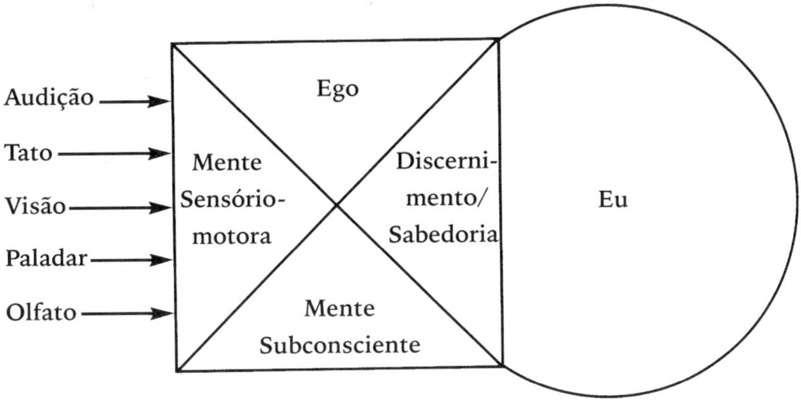

cias suicidas ou homicidas. A causa de muitos distúrbios psicológicos pode radicar-se em antigos problemas de desenvolvimento ainda não resolvidos, que correspondem ao fluxo natural das energias dos três primeiros chakras.

Por exemplo, no nível do chakra da raiz, você lida com questões de segurança e tranqüilidade. Os conflitos, nesse nível, evocam sentimentos primitivos de medo, terror, raiva e ódio. No segundo chakra, o apego é a chave de tudo, juntamente com problemas referentes a prazer *versus* dor. Aqui, os desequilíbrios se relacionam muitas vezes com o vício e a co-dependência. No terceiro chakra, você encara questões de poder e controle, que não raro se manifestam como crises de identidade. No caso de distúrbios mentais mais graves, observam-se desequilíbrios nos níveis dos três chakras.

Havendo traumas antigos (perda, abuso sexual, dor física ou emocional intensa), o ego em evolução não se mostra suficientemente forte para enfrentar a gravidade da experiência. A fim de dar conta do caos e da confusão, ele literalmente se fragmenta em inúmeros estados egóticos. Às vezes, um ou mais desses estados são congelados no tempo e, portanto, esquecidos. Dá-se a esse processo o nome de "dissociação". Em resultado, certas partes do ego se desenvolvem normalmente, ao passo que outras permanecem traumatizadas ou fixadas na idade original em que o problema ocorreu. Para a maioria das pessoas, as tendências dissociativas são inconscientes e podem prejudicar os esforços sinceros em prol do crescimento psicológico e espiritual. A dissociação provocada por traumas também tem sido associada a muitas doenças psicossomáticas. No Capítulo 8, discutiremos o uso da Inteligência Musical Essencial no combate à fragmentação do ego.

Inevitavelmente, em algum ponto ao longo da linha do autodesenvolvimento, nós estacamos e a nossa saúde mental fica, de algum modo, comprometida. Essa paralisia manifesta-se não apenas nas idéias e nos sentimentos, mas também no comportamento, nas atitudes e crenças, nos relacionamentos familiar, social e profissional — e até no nosso corpo. Você pode utilizar a IME para promover a cura no nível da mente, de duas maneiras principais: a primeira consiste em fortalecer e expandir a identidade (ego), iluminando as áreas escuras e penosas da mente oculta, tornando assim o inconsciente conhecido. Isso diz respeito à primeira fase da ativação da IME — a *atitude de testemunha* ligada à auto-observação e à audição interior.

A segunda maneira consiste em desenvolver a função de discernimento, que nos permite escolher os meios mais eficazes de pensar e sentir, aperfeiçoando nossa capacidade de obter o melhor da vida. Também representa a segunda fase da ativação da IME: *transformação*. Quando você invoca a Inteligência Musical Essencial para criar harmonia em face de pensamentos e sentimentos dissonantes, apressa espetacularmente o processo de cura.

Muito de sua atividade mental depende de hábitos de pensamento, sentimento e comportamento moldados em nossa estrutura básica de identidade. Os hábitos nos fazem atuar no mundo com variado grau de sucesso. Como os sulcos de um disco, essas atividades mentais vão se repetindo indefinidamente sem que delas tomemos consciência. Alguns hábitos são benéficos, outros prejudiciais à saúde. De um modo geral, a evolução dos hábitos segue o princípio do prazer: nós acatamos os pensamentos, os sentimentos e os comportamentos agradáveis, mas repelimos os que provocam medo e dor.

Depois que a noiva o abandonou há um ano, Russell ficou arrasado. Durante meses não parou de queixar-se aos amigos e colegas de trabalho, repisando sua solidão e o receio de nunca mais encontrar uma parceira conveniente. Quando os amigos o convidavam para festas em que poderia conhecer mulheres disponíveis, o medo da rejeição sufocava o espírito de aventura e ele nunca aceitava os convites. Passava as noites de sábado em casa, vendo reprises de filmes, tomando sorvete de chocolate e sentindo-se seguro, mas triste.

Russell, porém, não está inteiramente à mercê de seus pensamentos e sentimentos habituais — nem você. Hábitos inconvenientes podem ser modificados pela observação e avaliação de idéias e comportamentos, seguidos da decisão consciente de mudar. O aspecto transformacional da IME poderá ajudá-lo muito. A presença da Inteligência Musical Essencial irá sempre lembrá-lo de sua capacidade de transcender limitações caso se disponha a sintonizar a substância criativa de seu ser — o aspecto do eu constantemente aberto à evolução e à mudança — e a expressar o que há de melhor em você por intermédio da emoção da música. Pela conexão com a IME, podemos viver plenamente no momento criativo, submetendo-nos à voz intuitiva que vem do âmago de nosso ser, sem o obstáculo do ego ou dos hábitos pelo instinto.

Jennifer é uma talentosa pintora que conseguiu viver de sua arte durante muitos anos. Embora soubesse que, se criasse sua própria *homepage,* tornaria seus trabalhos mais acessíveis ao público, não gostava da idéia de lidar com computadores. Decidiu então utilizar a Inteligência Musical Essencial para entender sua ambivalência em relação à tecnologia. Após praticar o primeiro dos Seis Passos para a Cura e identificar seu problema — o terror à idéia de ter de aprender a criar sua página na *web* —, Jennifer passou para o exercício de Percepção da Respiração, a fim de obter mais equilíbrio. Enfatizou então o passo 2, recuperando o autovalor. Lembrou a si mesma que o sucesso na vida lhe importava muito e que merecia ser amada e auxiliada. Invocou então a ajuda da Inteligência Musical Essencial (passo 3). Respirou pelo chakra da garganta, visualizando a área toda sendo preenchida com luz, e abriu-se à inspiração e à orientação (passo 4). Estando a observar seu problema, ocorreu-lhe de repente uma lembrança: ela fora severamente repreendida, na terceira série, pelo professor de matemática. Sentiu-se humilhada e incompetente. Daí por diante, ficara com medo de aprender qualquer coisa que envolvesse cálculos aritméticos complicados.

O próximo passo de Jennifer (passo 5) foi entrar em ação: expressar-se por meio de uma prática musical capaz de transformar seus sentimentos de incompetência. Começou a entoar em voz baixa a sílaba OH a partir do plexo solar. Depois de atiçar seu fogo criativo com o som de OH, durante vários minutos, conseguiu criar espontaneamente uma afirmação musical: "Confio em minha capacidade de pensar lógica e seqüencialmente. Posso ser tão competente e poderosa quanto queira." Passou a cantar sua nova afirmação no correr do dia. Uma onda de bem-estar e esperança positiva fluía por ela, que se sentiu imensamente grata por isso (passo 6). Dois dias depois, Jennifer viu o anúncio de um curso de programação de *homepages* e, sempre repetindo a afirmação, matriculou-se. Não deixou de pronunciar a afirmação ao longo de todo o processo de aprendizado... e sua página na *web* trouxe-lhe imenso sucesso no trabalho. Também adquiriu mais confiança para lidar com outras áreas de sua vida nas quais experimentara medo e limitações.

Testemunhar

Uma excelente maneira de assumir o controle das modificações da mente é testemunhar — um atributo do nível seguinte de consciência, a esfera do intelecto/intuição. Trata-se da capacidade de, pura e simplesmente, observar com distanciamento o fluxo mutável dos pensamentos, sentimentos, crenças, percepções e atitudes que sem cessar atravessam a mente. À medida que os pensamentos forem surgindo, observe-os e volte a focalizar serenamente a tarefa que tem à mão.

Você pode aperfeiçoar a atitude de testemunha prestando atenção a atividades como meditação, hathayoga, artes marciais e práticas contemplativas que envolvam arte, fruição da natureza e prece. Quando essa faculdade se aprimorar, o "macaquinho de sua cachola" irá cansar-se de ser ignorado e por fim sossegará. Você atingirá então um estado de paz e tranqüilidade ininterruptas, no qual conseguirá finalmente descansar e ser você mesmo.

Embora as técnicas tradicionais de meditação possam ser úteis para reaproximá-lo de sua Inteligência Musical Essencial, o seguinte exercício de meditação musical será sem dúvida ainda mais benéfico. Ouvir música é um modo natural de intensificar a concentração. O espírito da música capta nossa atenção e arrebata-nos. A qualidade sensual e emocionalmente evocativa de certos tipos de música leva a prática da concentração, de óbvia natureza mental, para o nível de sentimento, integrando assim coração e mente. É nesse ponto de integração que reside o potencial da cura profunda. Outro benefício gerado pelo enfoque na música (sobretudo a sacra) é sua capacidade inata para conduzir-nos para estados de paz e tranqüilidade. A música devocional tem ainda a função extra de despertar os anseios espirituais, a alegria, a admiração e o amor incondicional. Entretanto, o maior benefício da meditação musical brota do silêncio que se segue ao final da execução. Nesse espaço de aprazível solidão, conectamo-nos ao nosso eu essencial, à nossa verdadeira identidade.

Meditação Musical

A mente não pode observar-se. Quem, então, observa?

Selecione peças de vinte a trinta minutos de duração, calmas, serenas e devocionais. Procure as que tenham ritmos respiratórios e sincrônicos, as quais você possa acompanhar. Isso ajudará a diminuir seu ritmo e fará com que você entre em contato com a Inteligência Musical Essencial. As músicas com uma combinação dos elementos éter e água funcionam muito bem. Exemplos: canto gregoriano, flauta *shakuhachi* japonesa, solos meditativos de piano (George Winston) ou *ragas* tradicionais indianos (músicas Gandharva Veda). Antes de sintonizar-se com a música, pratique a respiração diafragmática para ganhar solidez e concentrar-se. Em seguida, faça três ciclos de respiração alternada pelas narinas, a fim de equilibrar e harmonizar a energia vital.

Agora você está pronto para iniciar a meditação musical. Ligue o aparelho de som. Sente-se em posição ereta, com a cabeça, o pescoço e o tronco alinhados, e continue respirando diafragmaticamente enquanto acompanha o movimento da música. Experimente estas duas técnicas de audição: atente para as bordas externas de suas orelhas e sinta a música ampliar sua capacidade auditiva e conduzi-lo para onde você deseja estar. Em seguida, focalize o tom da música à medida que ela ressoa no centro do seu coração. Você deve ouvir até mesmo as batidas cardíacas enquanto inspira e expira pelo chakra do coração ao sabor da música. Escolha uma dessas duas técnicas e pratique-a durante todo o tempo que durar o exercício. Se ocorrerem pensamentos e sentimentos que o possam distrair, ignore-os. Volte tranqüilamente à música. Quando esta terminar, permaneça imóvel e tranqüilo enquanto se sentir bem. Você poderá encerrar a meditação com uma afirmação em prol da cura, abundância ou qualquer outra coisa que traga paz e alegria à sua vida (bem como à de todos os seres sencientes).

Se praticar regularmente a meditação musical, você fortalecerá sua capacidade de introspecção e de conexão com os aspectos ocultos da mente, de onde se origina a maioria dos problemas psicológicos. Isso também robustece a faculdade de, verdadeiramente, *conviver* com pensamentos e emoções inquietantes de um modo desapaixonado, evitando a necessidade de realizar manobras defensivas para mantê-los escondidos. Você pode utilizar a mesma música toda vez que praticar ou então escolher outros gêneros a fim de evocar toda uma variedade de pensamentos e sentimentos. O mais importante é que você medite regulamente e anote seu progresso no Diário de Percepção Sonora e

Musical. Com o tempo, melhorará a capacidade de concentrar-se, permanecer calmo e inabalável em meio ao caos dos pensamentos e sentimentos, alcançar níveis mais avançados de paz e tranqüilidade, e despojar-se das identificações egóticas para mesclar-se ao seu eu profundo.

A IME e as Emoções

Embora desligar-se da influência dominadora dos pensamentos possa ajudar você a estar mais presente no aqui-e-agora, mais importante ainda é compreender a fonte de suas emoções e o modo como afetam a saúde e a cura. Em essência, as emoções que emanam dessas quatro instâncias instintivas primárias — autopreservação, sono, alimento e sexo — são muito mais fortes que os pensamentos. A pesquisa clínica mostra que as lembranças emocionais podem distorcer nossas percepções e sufocar a reflexão consciente.[4] Isso explica por que a tentativa de trocar pensamentos indesejáveis por pensamentos positivos nem sempre funciona. É hoje notório que um poder maior que a mente se faz necessário para alterar os padrões emocionais entranhados. É aí que entra a Inteligência Musical Essencial. A IME opera a partir de um nível situado além da mente. Pela utilização da IME, o poder de coesão e a inteligência dos chakras do coração e do terceiro olho, além da capacidade comunicativa do chakra da garganta, são ativados a fim de ensejar uma transformação profunda e duradoura do plano emocional.

Do ponto de vista da mente-corpo, as emoções são sinais psicobiológicos inatos que fornecem informação à pessoa consciente. Elas nos transmitem dados a respeito de nossa condição física, existencial, espiritual, psicológica e social. A crermos nas recentes pesquisas psiconeuroimunológicas, o sistema antigo de rotular as emoções como positivas ou negativas já não tem sentido. Ao contrário, um novo modelo das emoções — o espectral — garante-nos que elas são intrinsecamente neutras e que a cura do corpo-mente vale-se da totalidade do espectro.[5] Graças ao contato com a música, você pode naturalmente experimentar e integrar toda a gama de emoções. Essas experiências o ajudarão a criar um senso mais compacto do eu, o que resultará em maior coerência em seu processo corporal e em seu ambiente social.

Da perspectiva da saúde e da cura, a pesquisa revela que exprimir distúrbios emocionalmente relevantes diminui a atividade do sistema nervoso simpático, aumenta a imunidade e reduz a possibilidade de doença. No caso de pessoas seriamente enfermas, a franca expressão emocional e o apoio do grupo reduzem em muito a mortalidade, o tempo de convalescença e a função imunológica. Inúmeros estudos publicados e não poucos relatórios de terapia musical documentam benefícios à saúde e outros efeitos associados à auto-exposição.[6,7,8] É óbvio que utilizar a música para explorar as emoções, juntamente com o processo verbal (registro em diário), pode melhorar muito sua saúde mental e física.

Música e Mãe

A conexão entre música e sentimentos pode remontar aos primórdios do relacionamento com a mãe.[9] Ainda no útero, o feto capta todas as emanações vibratórias da gestante — seus ritmos corporais, emoções agudas, humor instável, desejos e, o mais importante, seus pensamentos e disposições para com o filho que vai nascer. O feto em desenvolvimento agita-se segundo o ritmo do coração da mãe, que é sua fonte de vida. Se esse ritmo for regular, criará um estado de homeostase durante o período uterino. Diversos psicanalistas afirmam que nosso profundo fascínio pela música enraíza-se no contato sonoro entre mãe e feto. Um analista escreve: "A música é a evocação da mãe; [sua finalidade] é reproduzir o relacionamento com ela e com a natureza."[10]

Ampliando um pouco a conexão música-mãe, é interessante notar que as mães se comunicam intuitivamente com seus bebês por meio da música. Esse tipo de comunicação é chamado "materese".[11] A materese é definida como o padrão sonoro exclusivo que os profissionais da área utilizam a fim de comunicar-se com as crianças. A psicóloga de Stanford, Anne Fernald, numa pesquisa com mães e filhos da Europa e da Ásia, encontrou notáveis diferenças no modo como elas conversam com adultos e bebês. Quando falam com adultos, as mães empregam uma freqüência mais baixa e um ritmo mais acelerado, com pausas mais curtas. As melodias universais parecem surgir durante as interações entre mãe e filho. Essa fala melódica é quase sempre comunicada num tom significativamente alto. A pesquisa mostra que os bebês parecem preferir o estilo materese de comunicação, independentemente do que esteja sendo dito.

Na minha opinião, os bebês, por não terem ainda desenvolvido defesas ou julgamentos com que mascarar sua inocência, despertam instantaneamente nossa Inteligência Musical Essencial. Eles são a expressão pura do amor e nós lhes respondemos da mesma maneira.

Cantigas de Ninar

Outro fenômeno musical universal na relação entre mãe e filho é a cantiga de ninar. Em todas as culturas existem canções singelas para fazer as crianças dormir, passadas oralmente de geração a geração. As cantigas de ninar apresentam, de modo típico, um ritmo suave e balouçante que lembra a valsa (tempo três por quatro) e, o mais das vezes, com melodias de intervalo triádico. Os ritmos balouçantes e as melodias simples geram uma sensação de previsibilidade e segurança para o recém-nascido vulnerável e para a própria mãe. As cantigas de ninar também estabelecem uma ponte para o vínculo rítmico entre mãe e filho durante a vida intra-uterina. Elas são canções que refletem o ritmo cardíaco da mãe, bem como seu amor profundo e seu desejo de proteger o novo tesouro.

Há pouco, um de meus alunos contou-me uma antiga lenda judaica que sugere a origem da palavra *lullaby* (cantiga de ninar). A história fala da transformação de Lilith, a primeira mulher que Deus criou, de deusa em demônio quando ela foi vergonhosamente expulsa do Jardim do Éden por não querer sujeitar-se a Adão. Lilith, ultrajada e sedenta de vingança, ameaçou destruir todos os recém-nascidos que cruzassem seu caminho. As mães, então, passaram a cantar a *Lilith-by* para proteger os filhos de sua terrível cólera.

Nessa mesma linha de raciocínio, você também pode recorrer à cantiga de ninar como uma força curativa na sua própria vida. Às vezes, quando estamos na iminência de dar forma a um projeto importante, deparamos com demônios imaginários (também conhecidos como críticos interiores) que tentam desorganizar nossos planos. Esses críticos interiores, que não passam dos julgamentos negativos de outras pessoas por nós absorvidos, procuram sabotar nossa auto-imagem e despojar nossas buscas criativas de toda e qualquer alegria. É aqui que você poderá valer-se da canção de ninar, como um instrumento da IME, para criar uma aura de segurança quando se sentir atacado pelos críticos interiores ou sempre que precisar ser confortado.

Crie sua Própria Cantiga de Ninar

De que cantigas de ninar ouvidas na infância você se recorda? Se não consegue lembrar-se de nenhuma, não se preocupe. Irá agora criar a sua própria, para acalmar e nutrir a criança musical que existe dentro de você. Convém ter à mão o Diário de Percepção Sonora e Musical e um gravador, a fim de registrar as idéias criativas que lhe ocorrerem durante o exercício. Comece imaginando-se a embalar docemente um bebê nos braços. Ponha todos os seus sentidos nessa imagem. Sinta a maciez do lençol de algodão da criança roçando-lhe a pele. Aspire o aroma limpo e puro da criaturinha inocente. Sinta também as ondas de seus batimentos cardíacos enquanto a embala em sincronia com a pulsação universal. Tente perceber a vibração de amor incondicional passando do coração para a garganta e daí para a voz e os braços. Quando estiver pronto, procure a letra para sua cantiga de ninar. Ela pode vir até você sob a forma de fluxo de consciência ou de rimas. Talvez você queira trabalhar primeiro com o ritmo. Use então, por exemplo, um tamborzinho ou um chocalho para criar uma cadência suave. Leve o tempo que necessitar. Saberá quando terminou logo que a música se tornar fácil e natural. Se estiver tocando um instrumento, poderá acompanhar-se ou então executar um solo logo depois dos primeiros versos.

A cantiga de ninar é um modo maravilhoso de contatar a criança interior. É justamente essa parte de nós que padece intensa ansiedade, fruto de um antigo abandono, e mergulha na depressão e no desespero quando o objeto de seu amor se perde. Cantar sua própria cantiga nessas horas pode recriar (ou criar pela primeira vez) a sensação de ser amado e protegido por uma mãe ideal.

Clarisse era diretora-executiva de uma grande clínica para tratamento de doenças mentais, em Nova York. Da primeira vez que você a visse, pensaria que ela tinha tudo: uma carreira bem-sucedida, um casamento harmonioso, uma bela casa e mais dinheiro do que saberia gastar. Mas, ainda assim, sofria de grave depressão, um sentimento pungente de que, lá no fundo, era imperfeita e portanto indigna de ser amada. Contou-me que, aos 2 anos de idade, fora mandada por sua mãe para a casa de uma amiga da família, sem filhos, que acabou por adotá-la. A mãe de Clarisse teve mais dez filhos, a maioria dos quais criou.

Embora Clarisse dissesse que sua vida com a mãe adotiva fora relativamente feliz, sempre se sentia isolada dos outros e um pouco solitária. Como e por que sua mãe verdadeira a abandonara? Vivia perturbada por esse mistério, que lhe causava grande sofrimento. Sugeri que Clarisse ativasse sua Inteligência Musical Essencial e compusesse uma cantiga de ninar para a criança de 2 anos que se sentia tão confusa e desprezada. Expliquei-lhe que ela jamais conseguiria entender os atos de sua mãe, mas que poderia tornar-se uma pessoa amorosa e dedicada para com sua criança interior. Depois de muita resistência, raiva e lágrimas, Clarisse escreveu a seguinte cantiga de ninar:

Reunião

Quando você se sentir sozinho e triste,
Poderei confortá-lo, filho, e levá-lo para casa,
Para um jardim que você nunca viu antes,
Repleto de frutos saborosos e parentes afetuosos.

Anos e anos, aguardei sua chegada,
Pois quando está comigo, sinto-me viva.
Você é uma criaturinha preciosa: não se esqueça.
Estarei ao seu lado para sempre: não se inquiete.

Graças ao contato com a IME e à criação da cantiga de ninar, Clarisse conseguiu tornar-se sua própria mãe ideal e aceitar musicalmente a parte de si mesma que se sentia desdenhada e mal-amada. Aprendeu em seu próprio coração a valorizar a criança interior e compreendeu que não era, necessariamente, igual à sua mãe, mas tudo faria por aquele filho muito especial, infinitamente precioso, e nunca mais abandonaria seu eu. Clarisse entoou sua cantiga de ninar, como parte de um ritual diário de cura, por um período de várias semanas. Depois, continuou a cantá-la sempre que se sentia atingida por sentimentos de vazio e desespero. Gradualmente, com o tempo, os novos sentimentos engendrados pela cantiga mesclaram-se ao tecido de sua consciência e a "música interior" de Clarisse começou a soar de um modo diferente.

A Mente Musical

Embora seja fascinante recorrer à música para falar ao recém-nascido e protegê-lo, há o fato ainda mais notável de que, segundo as mais avançadas pesquisas no campo do desenvolvimento infantil, o tecido essencial de nossa vida cognitiva e emocional *é* a música. Em seu livro, *Diary of a Baby* ["Diário de um Bebê"], o famoso psicólogo desenvolvimentista Daniel Stern mostra, em termos agradavelmente musicais, como Joey, de três meses de idade, afasta-se da parede iluminada do quarto a fim de espiar pelas grades de seu berço e em seguida olha para trás, para a parede escura do fundo:

> De repente, um pedaço de espaço aparece.
> É uma coluna esguia e reta.
> Fica ali imóvel, cantando uma alegre melodia.
> Então, nas imediações, novas notas soam.
> Há por perto outra coluna de espaço.
> Ela também canta, mas acompanhando a primeira.
> As duas melodias mesclam-se num perfeito dueto,
> Uma vibrante, outra serena.
> Lá longe, grandes e fofos volumes surgem,
> Executando um ritmo lento e profundo.
> O dueto aproxima-se e afasta-se
> Do ritmo distante.
> Os dois espaços se juntam numa só canção
> Que enche o mundo inteiro.
> Mas eis que, de outro ponto, vem uma nota diferente,
> Que lampeja e passa: uma estrela cadente.[12]

Após vinte anos de estudos aprofundados sobre desenvolvimento infantil, Stern, juntamente com vários colegas, concluiu que a primeira experiência de vida da criança é a música. A seu ver, todo objeto ou pessoa com que ela entra em contato expressa determinada tonalidade sentimental. Essas tonalidades incorporam-se ao esquema de percepção da criança. À medida que ela vai interagindo mais e mais com o ambiente, as tonalidades sentimentais acumuladas, ou música interior, assumem vida própria e criam um quadro rudimentar para a interação e a comunicação emocional.[13]

Estudando o relacionamento inicial mãe-filho, Stern também deparou com a música. Por isso, acredita que esse relacionamento seja constituído de estruturas temporais que facultam a representação das experiências emocionais. Vale notar, de passagem, que a *música* também é feita de estruturas temporais que permitem essas representações. Por exemplo, dado que a criança ainda não entende a linguagem falada, a mãe, à moda de canção (materese), envolve-a numa espécie de chamado e resposta musicais. A mamãe diz alguma coisa em tom de música e aguarda a manifestação do bebê: os olhos deste se dilatam e ele responde com um sorriso ou um "gu-gu". Ela espelha a resposta do bebê (em ritmo) e depois a elabora com base em sua declaração musical original.

Essa comunicação ocorre dentro das estruturas temporais específicas que parecem inerentes à capacidade expressiva tanto da mãe quanto do filho. O chamado e a resposta espontâneos lembram o "*trading fours*" da improvisação jazzística. Exemplo perfeito disso é uma gravação ao vivo de Ella Fitzgerald e Louis Armstrong (Satchmo) na canção de Ellington-Mills, *It Don't Mean a Thing If It Ain't Got That Swing* (do álbum da Verve intitulado *First Lady of Song*). Depois de cantar a melodia uma vez, Ella brinca com o coro. Em seguida, com Satchmo, dialoga com o coro, elabora uma frase em quatro compassos, a que Satchmo retruca, complementando-lhe o fraseado com sua própria musicalidade dinâmica, mas dentro do mesmo padrão temporal. Prosseguem ambos, assim, por toda a parte coral. A música atinge então um verdadeiro frenesi e os ouvintes ficam malucos. Será que esse aspecto de improvisação de chamados e respostas, típico do *jazz*, não afeta a memória celular dos ouvintes, da época de sua comunicação íntima com a mãe?

Dentro dessas estruturas temporais está aquilo que Stern chama de afecções de vitalidade, propriedades de sentimentos (bem como de música), que representam os elementos dinâmicos, subjacentes e não-referenciais, associados a certos estados emocionais. Por exemplo, a afecção de vitalidade da tensão pode estar ligada a sentimentos de cólera, tristeza, frustração ou prazer. Essas afecções envolvem propriedades de forma, contorno, intensidade, movimento, número e ritmo, podendo ser expressas por qualquer dos sentidos. As qualidades (musicais) expressivas básicas são um indício mais acurado daquilo que sentimos do que daquilo que dizemos.

O medo, por exemplo, pode apresentar grande número de afecções de vitalidade: constrição (diminuição da energia vital); tremor (*tremolo*); movimentos corporais canhestros e fora de ritmo; subida de tom e diminuição de volume da fala (devidas à respiração irregular). No caso da cólera, experimentamos afecções de vitalidade como tensão, movimentos em *staccato*, tremor (*tremolo*), aumento de volume e altura da fala. Já com o amor há diferenças significativas, as afecções são as da suavidade, harmonia, graciosidade de gesto e tom cheio de voz (em se tratando de *jazz lingo*, "balanço" e "bossa"). Todas as afecções de vitalidade acima estão profundamente codificadas nas lembranças musicais de nossos primeiros anos. São espontaneamente ativadas quando ouvimos música; daí, a conexão música-mãe-emoção. De uma perspectiva mais científica, é fascinante observar que a musicalidade passa naturalmente pelo córtex funcional ou área de reflexão do cérebro e caminha diretamente para o sistema límbico (centro emocional do cérebro). Isso também sugere que o funcionamento mental e a inteligência emocional originam-se da música.

Afecções de Vitalidade

Emoção	Qualidades Musicais
medo	constrição (intervalos menores); tremor (*tremolo*); arritmia; maior altura; menor volume
cólera	tensão (intervalos menores); *staccato*; tremor (*tremolo*); *crescendo* (aumento considerável de altura) e *forte* (aumento de volume)
amor	suavidade (intervalos maiores); harmonia; fluxo livre; senso de "balanço"

Mas de que modo tudo isso se relaciona com a saúde e a cura do corpo mental? Durante o primeiro ano de vida, aproximadamente, a criança ainda não tem capacidade cognitiva para entender as interações emocionais com aqueles que cuidam dela. Apenas registra o sentido pré-simbólico dessas experiências na memória operacional. Portanto, nossa mais remota experiência de vida é codificada numa memória celular orgânica, sob a forma de música interior, que se torna um fundo inaudível da consciência e nos acompanha ao longo de nosso desenvolvimento. Essas lembranças não podem ser recapturadas pela mente reflexiva. Elas nos falam por meio do corpo, traduzidas em sensações e/ou sintomas físicos, bem como em reações à música que ouvimos ou tocamos. A música de nossa primitiva vida emocional reflete-se também na dinâmica de nossos relacionamentos interpessoais e, ainda, em nossos estados de espírito e fantasias intermitentes. As lembranças musicais, que permanecem inexploradas e inconscientes, constituem muitas vezes a causa de problemas psicológicos e moléstias psicossomáticas. É aqui que sua Inteligência Musical Essencial pode ser de imenso valor na promoção da cura.

De que maneira poderá você retomar contato com essa vivência primordial — sua memória musical celular? No contexto da IME, a música se torna um instrumento de auto-reflexão e transformação ao estimular a autoconsciência, o desprendimento e a cura de quaisquer dissonâncias entranhadas no conhecido impensado (música interior). Há duas modalidades principais que você poderá adotar para perceber melhor sua música interior: a audição intencional e a expressão criativa, sobretudo a improvisação. Comecemos pelo seguinte exercício de audição musical.

Percepção Mental e Musical

Escolha uma peça de música instrumental, de preferência clássica, que dure de vinte a trinta minutos (como, por exemplo, o primeiro movimento da Sinfonia nº 3, Opus 36, de Gorecki). Exclua tudo o que já tenha analisado musicalmente ou lhe provoque fortes associações emocionais. Como nos outros exercícios de audição, encontre uma hora e um local em que não possa ser perturbado. Talvez prefira reclinar-se e cerrar os olhos para mergulhar no seu próprio mundo interior. Enquanto respira profunda e ritmicamente, esqueça a tensão e os aborrecimentos, imergindo por completo na música. Preste atenção no modo como processa a música. Ocorrem-lhe imagens? A música conta uma história? Sobrevêm-lhe sensações físicas como movimentos involuntários, aceleração dos batimentos cardíacos, mudanças de temperatura epidérmica? É possível que a música lhe traga recordações da época em que a ouviu pela primeira vez. Algumas pessoas passam por experiências de pico enquanto ouvem e tornam-se uma coisa só com a música, numa espécie de devaneio espiritual. O que quer que aconteça, gaste o tempo necessário para processar suas reações específicas à música, antes de dar por encerrado o exercício.

Você notará sem dúvida muitas reações diferentes ao exercício de Percepção Mental e Musical. Para a maioria das pessoas, ouvir música num estado concentrado e descontraído estimula a imaginação. Segundo recente pesquisa neuropsicológica, há forte conexão, no cérebro, entre os centros de processamento auditivo e de formação de imagens. Várias das imagens estimuladas pela música são de natureza arquetípica e evocam emoções específicas em grupos de ouvintes.

Eu, por exemplo, emprego com freqüência vários tipos de música clássica para estimular a visualização durante as sessões semanais de terapia com um grupo de pré-adolescentes problemáticos. Nos dois primeiros meses, toda peça que eu tocava produzia imagens de violência e destruição (expressas em seus desenhos), juntamente com sentimentos de medo, tensão e raiva. Uma das peças teve efeito diametralmente oposto: uma missa do clérigo e poeta quatrocentista Guillerme Machaut. Depois de ouvir essa música em estado de descontração, muitos dos garotos desenharam igrejas, cruzes ou graciosas cenas da natureza. (Nota: eles só ficaram sabendo o nome da música após concluir seus desenhos.) O rapazinho mais perturbado do grupo esboçou um radioso arco-íris e escreveu sob ele: "Amo essa música." Fiquei bastante surpresa, mas achei que talvez a reação do garoto fosse mero reflexo de um dia particularmente agradável ou que todos estavam agora se considerando seguros o bastante para exprimir sentimentos mais vulneráveis. Entretanto, havia alguma coisa com essa música... Segundo parecia, sempre que eu usava a Missa de Machaut como tema do exercício de Percepção Mental e Musical, os ouvintes apresentavam as mesmas reações. Obviamente, ela suscita lembranças profundas e arquetípicas, bem como sentimentos capazes de promover transformações se e quando o ouvinte está pronto.

Ao praticar o exercício de Percepção Mental e Musical, você descobrirá fortes associações pessoais com certas peças. As afecções de vitalidade inerentes a determinada obra podem reconduzir-nos ao momento de nossa vida em que experimentamos uma qualidade específica de emoção. Por exemplo, o primeiro movimento da Sinfonia Pastoral de Beethoven pode despertar lembranças de instantes agradáveis passados junto à natureza, quando você era criança. A Passacale e a Fuga em Dó Menor de Bach, cujas afecções de vitalidade exprimem tristeza e perda, podem evocar lembranças reais de perda de um ente querido. Cada uma dessas lembranças musicais libera energias emocionais que alimentam as fogueiras criativas interiores e constroem a plenitude.

A sintonia com o inconsciente pessoal e coletivo graças ao exercício de Percepção Mental e Musical levará você aonde precisa ir em sua evolução e exploração artística. Não raro, experimentamos sinestesia, fenômeno no qual a música evoca luminosas cores cambiantes que inspiram o pintor interior. A música também pode despertar em nós o dançarino. Uma de minhas alunas, Jamie, bailarina e coreógrafa profissional, ouviu a composição de Gorecki e visualizou a abertura de um bailado. Viu dois círculos de mulheres trajadas de preto. Um deles movia-se lenta e regularmente no sentido horário, o outro na direção oposta, num compasso caótico e rápido. Jamie usou essa imagem de forte carga musical, que denunciava certos problemas pessoais ainda não resolvidos, numa coreografia para a próxima temporada de seu grupo de dança.

Também você poderá experimentar fortes reações emocionais à música. Como escreve a filósofa Suzanne Langer, a música soa o que o sentimento sente.[14] O tom sentimental de determinada obra pode liberar emoções ocultas que tenham o mesmo tom. Você poderá alcançar os píncaros da alegria e do êxtase ou desfazer-se em lágrimas; mas, como bem observou T. S. Eliot, "Você é a música enquanto a música dura". Os sentimentos passam e, quando a música termina, temos de voltar ao nosso centro. Se, de algum modo, você se sentir incomodado pela prática desse exercício, abra os olhos, volte à realidade, desligue o som e restabeleça-se respirando fundo, cantarolando, passeando, procurando um amigo íntimo ou consultando um terapeuta.

Finalmente, você poderá ter experiências de pico ao comungar com a música. Diversos estudantes que praticaram o exercício conseguiram unir-se à sua Inteligência Musical Essencial e ter a sensação de unicidade transcendente com todas as formas de vida, enquanto ouviam. Alguns experimentaram até mesmo cura espontânea nesse estado de lucidez espiritual. (A pesquisa científica revela que as impressões associadas a uma intensa experiência musical relacionam-se à liberação de endorfinas, que são os nossos analgésicos naturais.)[15] Repetimos: a finalidade desse exercício de audição é tomar mais consciência da música interior nos vários níveis da mente. Não deixe de registrar o que você aprendeu do exercício em seu Diário de Percepção Sonora e Musical. A escrita ajuda a fixar as lembranças e impressões significativas que surgem em suas jornadas musicais, podendo você, desse modo, explorá-las com maior profundidade em outra ocasião. Sua vida interior é muito importante. Quanto mais tempo você destinar à comunhão com a música interior, mais energia terá para a criatividade e mais preparado estará para partilhar seus dons criativos com a humanidade.

IME, Mente e Brincadeiras

Você agora está pronto para passar da audição de música gravada para a execução de música. O famoso psicanalista Donald Winnicott afirma que, somente brincando, a criança (e o adulto) ficam livres para criar — e *somente sendo criativa a pessoa descobre o próprio eu.*[16] Em seu livro, *Playing and Reality* ["Brinquedo e Realidade"], Winnicott discorre sobre a necessidade que a criança tem de diferenciar-se da mãe. Na opinião dele, até a idade de 2 anos, a criança se vê como o centro do mundo. Durante essa fase, suas emoções são intensas e polarizadas. Experimenta a mãe como inteiramente boa ou inteiramente má, dependendo de suas necessidades serem ou não atendidas. À medida que vai amadurecendo, começa a perceber que a mãe é uma pessoa completa, com vida própria, que nem sempre estará por ali a fim de atendê-la em tudo. Essa constatação abre um período depressivo no qual a criança lamenta a perda da mãe ideal.

Pela mesma época, o pequeno inicia um processo de separação e individuação. Escolhe então um objeto provisório, uma posse que lhe é cara, em substituição à mãe, para ser acarinhado e amado, mas também mutilado. Esse objeto de transição (o cobertor ou o ursinho de pelúcia) só pode ser modificado pela própria criança, sobrevivendo a todas as instâncias de amor, ódio e agressão pura. A fim de testar os limites de seu relacionamento com o objeto de transição e avançar rumo à sua identidade exclusiva na relação com o mundo real, a criança precisa de um espaço de lazer onde a dinâmica emocional do contato com os objetos possa ser examinada, vivenciada como símbolo, investigada e absorvida. Nesse espaço igualmente de transição, a criança pode ser tanto onipotentemente criativa (fazer) quanto dispersa e informe (ser). Temos aí o reino da imaginação e da manifestação criativa — o domínio da livre improvisação musical.

Capítulo 5

A Música como Mente: Brincar

Antes que façamos a música, a música nos faz.

— *George Leonard*

As crianças pequenas são improvisadores naturais. Em seu livro *Frames of Mind* ["Padrões Mentais"], Howard Gardner sustenta que a inteligência musical é a primeira forma de inteligência que aparece no recém-nascido.[1] O feto, na verdade, escuta sons musicais e não-musicais a partir da vigésima quarta semana *in utero*. Pesquisas em terapia musical mostram que ele tem diferentes preferências musicais. Após o nascimento, o bebê reconhece a cantiga que era executada para ele quando estava no ventre da mãe. Com a idade de dois meses, algumas crianças conseguem acompanhar a altura, a intensidade e o contorno melódico das canções maternas. Aos quatro meses, imitam a estrutura rítmica e brincam com o som de uma maneira que exprime claramente qualidades criativas ou generativas. Em meados do segundo ano de vida, os bebês improvisam canções espontâneas de difícil notação, juntamente com batidas características captadas de entonações conhecidas. Entre os 3 e os 4 anos, a criança começa a cantar as músicas populares em seu grupo social. É interessante citar que, por volta dessa idade, o interesse do pequeno pela improvisação e a exploração dos sons geralmente diminui. Gardner considera isso uma dinâmica normal do desenvolvimento, mas eu discordo. Talvez o interesse das crianças pela improvisação desapareça porque ninguém mais as encoraja a investigar seu mundo interior. Curiosamente, por esse mesmo tempo é que tem início o adestramento musical formal para muitas delas. Se a educação musical não incluir atividades criativas como improvisação, composição, exercícios de imaginação e dança (atividades do hemisfério direito do cérebro), junto com o treinamento técnico do hemisfério esquerdo, é bem provável que essas funções mais criativas se abismem na consciência e sejam esquecidas.

É na esfera do folguedo e da improvisação que descobrimos o eu, o que empresta vida, coerência e significado ao âmbito da mente. Encorajando apenas a expressão musical acadêmica e tecnicamente correta nas crianças pequenas, embotamos sua curiosidade natural e sua criatividade, ou seja, sua verdadeira força de manifestação no mundo. Creio que essa abordagem limitada da educação musical, com base no hemisfério esquerdo do cérebro, impediu que muita gente talentosa desenvolvesse sua musicalidade inata. Essa é, provavelmente, uma das principais razões pelas quais muitos de nós perdemos contato com a Inteligência Musical Essencial. A improvisação poderá ajudar a trazê-la de volta.[2] Quanto mais você der voz ao eu por meio da improvisação, mais o eu ganhará vida e contribuirá para sua plenitude e energia.

Os anos de adolescência são um tempo de recapitulação do importante aprendizado emocional ocorrido no espaço de transição da criança. Essa etapa de desenvolvimento assinala outro período, talvez ainda mais intenso, de individuação e separação dos pais. Tentando moldar suas habilidades de raciocínio abstrato recém-adquiridas, os adolescentes se vêem às voltas com as incontáveis polaridades emocionais que surgem interna e externamente. Acrescentem-se os hormônios irrequietos que circulam por sua corrente sangüínea e teremos o adolescente médio a enfrentar bem mais que um quadro emocional conturbado. Os jovens dessa idade questionam a natureza do real e buscam infatigavelmente a verdade. Querem orientação durante um período tão confuso para eles, mas não de seus pais: procuram modelos de comportamento que falem sua língua e possam validar suas experiências de caos, inquietação e desejos.

Da perspectiva da psicologia dos chakras, os do coração e da garganta começam a abrir-se durante a adolescência. Os jovens lidam com problemas íntimos, a paixão pura de sua sexualidade emergente, e questões de controle de poder e identidade. Em muitos, é ativada a ânsia espiritual. A música se torna então uma força extremamente importante na vida dos adolescentes. Uma vez que eles, em geral, não confiam nas instituições estabelecidas para uma orientação espiritual e emocional, acabam inscrevendo-se em movimentos musicais (*hip-hop*, *rock* alternativo, etc.) a fim de explorar, reverenciar e adorar uma força superior, da qual esperam receber estímulo para ir em frente. Não raro, os adolescentes idealizam seus artistas favoritos. Muitos os vêem no papel de heróis, o que gera um sentimento de esperança, orgulho e dedicação incondicional. Essa forma de culto ao herói ajuda o adolescente a desligar-se dos pais, pois a idealização antes reservada a eles dirige-se agora para um modelo mais acessível emocionalmente e mais apropriado à sua idade.

Inúmeras pessoas criativas confessam que começaram a escrever música ou poesia durante essa fase tantas vezes atribulada, porém estimulante, a fim de enfrentar as contradições em sua vida. Para elas, compor era encontrar seu próprio centro, exprimir suas verdades e até mesmo, no caso de muitos, a única maneira de fazer-se ouvir pelos outros.

Alguns adultos não contaram com o espaço de transição necessário ao desenvolvimento de um autoconceito estável e exclusivo nos anos de adolescência. Essas pessoas talvez hajam sido narcisisticamente feridas no início da vida e criaram o que Winnicott chama de "falso eu", que protege o eu verdadeiro, vulnerável e criativo, de agressões e engodos por parte dos que deveriam cuidar delas, mas na verdade estão absorvidas em si mesmas. Pessoas com estrutura de caráter baseada no falso eu costumam sentir-se isoladas e fora da realidade. Sua autenticidade nunca foi reconhecida por seus entes queridos que, ao contrário, muito provavelmente lhes impuseram seus próprios padrões comportamentais. Em criança, essas pessoas feridas só chamavam a atenção dos que as rodeavam quando agiam de acordo com as convenções. Freqüentemente não acreditam que podem ser amadas sem, de alguma maneira, provar que o merecem.

Tratando, durante anos, de músicos que sofriam de ansiedade, descobri que muitos eram filhos talentosos de pais narcisistas e foram obrigados a desenvolver o falso ego para continuar nas boas graças dos pais e dos professores. Poucos deles haviam improvisado ou brincado com a música. Quase todos se viram na contingência de tornar-se adultos muito cedo, nunca lhes tendo sido permitido descobrir sua singularidade em seu próprio espaço de transição. Quando chegaram à adolescência, esses músicos ficaram com medo de explorar seus verdadeiros sentimentos. Além do mais, os conservatórios que freqüentaram enfatizavam a execução e não estimulavam o autodesenvolvimento por meio da música. Desse modo, para mim, a palavra *execução* em geral conota um *show*, não necessariamente algo de íntimo, que brote do coração.

Quando esses músicos feridos começaram a improvisar como parte de minha terapia musical em grupo, a luz do eu foi aos poucos derretendo a camada protetora de gelo que lhes emparedava o coração. Em questão de meses, eles já criavam o mais agradável, sensual, original e íntimo estilo de música. Haviam despertado sua Inteligência Musical Essencial e encontrado sua verdadeira voz. Um dos participantes, cantor de ópera, apareceu com uma suíte vocal calcada nos versos de Langston Hughes. O poema que escolheu exprime, com vigor, a situação da pessoa narcisisticamente magoada:

Coração

Pierrô dependurou seu coração num muro
E disse: "Ó tu que passas, vede o meu coração!"
Ninguém, contudo, mostrou curiosidade
Nem se importou com o coração de Pierrô
Exposto na via pública.
Ele então o retirou e escondeu bem longe dali.
Agora o povo se pergunta onde estará o coração de Pierrô.[3]

A improvisação musical é um meio de reivindicar o coração escondido, a voz do eu, a inocência da desinibida criança de 2 anos que criava livremente sua própria realidade. A improvisação sem barreiras é conduta natural para a Inteligência Musical Essencial. Ela permite exprimir a Vontade da Natureza e o movimento da alma que quer ser conhecida sob forma humana.[4] A livre improvisação é elementar e não envolve a mente racional. Trata-se, na realidade, de um estado de não-mente que propicia um perfeito receptáculo no qual pensamentos e sentimentos obscuros são externados e transformados por intermédio da linguagem simbólica da música. Um dos segredos da transformação é a capacidade de ceder o controle e cultivar uma atitude aberta e flexível enquanto se vivencia a dinâmica da música interior. O outro segredo é ter confiança em que, pelo relacionamento com a IME, a música nos levará aonde precisamos ir.

O seguinte exercício introduzi-lo-á no mundo maravilhoso da livre improvisação musical e seu papel na promoção da saúde e plenitude. Lembre-se, você não precisa ser músico para criar música, pois essa habilidade é inata. O objetivo, aqui, é entregar-se completamente ao agora e criar uma auto-afirmação musical, um instantâneo da vida interior neste exato momento, que reflita os estados cognitivos e emocionais, além das afecções de vitalidade. A improvisação deverá também expor os conflitos íntimos e o potencial criativo do qual talvez você nem sequer esteja consciente.

Tudo o que você necessita são alguns objetos que produzam som e ritmo. Se já toca um instrumento, use-o. Alguns artistas com os quais trabalhei, entretanto, preferem outros instrumentos que não o de sua especialidade. Instrumentos simples como tambores, gaitas, etc., são bastante expressivos. Se você não tiver nenhum instrumento à mão, mostre-se criativo: serve qualquer coisa que produza um "barulho agradável" (conchas, caixas, utensílios domésticos).

Sugiro mesmo que você comece desde já a colecionar instrumentos para improvisação, sobretudo aqueles que espontaneamente o atraem. Por exemplo: tambores de diversos tipos, chocalhos, cornetas velhas, violões, gongos chineses, flautas, sinos de templos tibetanos, etc. Você encontrará os mais diversos instrumentos em lojas orientais, galerias de antiguidades e butiques *new age*. Há também catálogos comerciais que vendem itens a preços razoáveis para a prática terapêutica musical. Forneço a lista dessas empresas no Apêndice II.

Improvise sua Auto-Afirmação Musical Essencial

Depois de reunir seus instrumentos num local tranqüilo, procure descobrir qual ou quais deles o atraem mais. (Bom será ter presente um ou dois amigos, que lhe dirão o que observaram enquanto você improvisava sua auto-afirmação, mas isso não é necessário.) Saiba que os impulsos para a improvisação baseiam-se geralmente no corpo, motivo pelo qual não precisará de sua mente racional para executar o exercício.

Coloque os instrumentos a uma distância confortável e concentre-se mediante o exercício de Percepção da Respiração. Quando estiver pronto, escolha um instrumento e deixe que o impulso interior percorra todo o seu corpo, escapando pelas mãos e boca. Ouça as melodias, os ritmos, a harmonia e as qualidades expressivas (afecções de vitalidade) que está criando. Entregue-se ao momento presente e permita que a música se aposse de você. (Lembre-se: não precisa ter conhecimento musical para praticar este exercício.) As afecções de vitalidade estão codificadas no íntimo de seu ser e são naturalmente solicitadas quando você se torna disponível para a expressão musical. Depois de improvisar a auto-afirmação essencial, você automaticamente parará de tocar. Isso talvez seja impressionante, mas é assim que acontece: a música apenas cessa. Parece mesmo, às vezes, que você não tem nenhum controle sobre o processo.

Agora, reflita por alguns instantes. Muitas pessoas sentem uma onda de liberdade, um clima de plenitude e perfeita realização após improvisar a auto-afirmação musical. Outras respiram aliviadas por ter, afinal, ido até o fim! O que você aprendeu a respeito de si mesmo? Conseguiu exprimir alguma disposição de espírito? Explorou determinadas emoções? Tomou consciência de conflitos interiores? O que captou sobre a música de seu corpo? Por que escolheu justamente aqueles instrumentos? Tocá-los representa, simbolicamente, atender a necessidades instintivas não-satisfeitas? Não deixe de registrar as respostas a essas perguntas no Diário de Percepção Sonora e Musical.

A improvisação nos afasta da tendência à análise e à ação, própria do hemisfério esquerdo do cérebro, e nos encaminha para a condição mais global, emocionalmente plástica, do hemisfério direito. A verbalização da experiência, entretanto, faz com que ambos os hemisférios se integrem. Quando você consegue entender suas experiências intuitivas e emocionais, utilizando sua capacidade de processamento cognitivo, atinge o mais elevado nível da inteligência emocional, que finalmente lhe proporcionará mais saúde, coesão entre a mente, o espírito e o corpo, e bem-estar.

Ao demonstrar o exercício acima a um grupo de alunos, fiz uma interessante descoberta a respeito de mim mesma. Passara a maior parte do dia escrevendo e estava contente por entrar na classe e tocar música. Após descrever a técnica para os alunos, dispus-me a comunicar-lhes minha auto-afirmação musical. Apanhei um metalofone alto e um *floor tom*, pois queria fazer barulho. Depois de concentrar-me, comecei a explorar a ressonância do revestimento de madeira do metalofone com a baqueta. Só consegui extrair dali um som cavo, sem a exuberância que esperava. Experimentei todos os pontos da baqueta — e nada. Por fim, voltei-me para o *floor tom* e deixei meu corpo balançar num ritmo dançante que logo soou como um batimento cardíaco cadenciado, redondo, cheio. Sentia-me poderosamente, maravilhosamente viva! Por um instante pareceu que eu terminara, mas de súbito virei-me e dei uma última batida vigorosa no tambor. Os alunos riram. Num primeiro momento, não percebi o que acabara de exprimir. Só depois de algumas tentativas de interpretação sagazes dos alunos é que entendi tudo.

Há pouco descobri que não conseguia mergulhar fundo na livre improvisação musical depois de ficar horas martelando no computador. Era como se escrevesse em Nova York e tivesse de viajar para Boston (quatro horas de estrada!) antes de poder abismar-me em meu nível usual de comunhão musical. Em outras palavras, todas as tentativas de criar música após longos períodos de escrita pareciam canhestras e sem inspiração. Fiquei muito frustrada, embora não permitisse que os sentimentos aflorassem. A auto-afirmação musical refletiu essa inépcia quando segurei a baqueta do metalofone. Levou algum tempo para eu encontrar minha voz musical com o *floor tom*. Por fim, conectei-me e senti alívio — mas sobreveio então a batida no tambor, o som de minhas frustrações vindo à tona. Sem dúvida eu precisava de testemunhas (meus alunos) para identificar o problema. Recolhi a informação e a partir daí consegui integrar um pouco mais de música aos dias preferencialmente consagrados à escrita. Em duas semanas, voltei ao meu velho e confortável nível de expressão musical. E, coisa curiosa, meu texto começou também a fluir com mais facilidade quando intercalava momentos musicais na jornada de trabalho.

O exercício de auto-afirmação musical pode também ser utilizado para explorar a dinâmica emocional (música interior) responsável pelos problemas físicos crônicos.

Laura, de 45 anos, era secretária em tempo integral e ex-cantora. Sofreu a vida toda de infecções crônicas na bexiga e freqüentemente faltava ao trabalho por causa da dor. Disse-me que a bexiga estava sempre marcando presença em sua vida. As mucosas do órgão se haviam desgastado devido às recidivas e aos efeitos colaterais dos medicamentos. Perguntei a Laura se alguém mais da família sofria de doença crônica. Respondeu-me que a mãe padecera do mesmo mal e vivia em hospitais quando ela era criança. Laura não só se sentia abandonada pela mãe, em períodos regulares, durante quase toda a sua infância, como tinha de cuidar dos quatro irmãozinhos nessas ocasiões. Não recebia ajuda alguma do pai, um alcoólatra consumado. Laura muitas vezes se sentia esmagada e não tinha como comunicar seu dilema. Passou a vida tentando sobreviver e começou a contrair infecções de bexiga mais ou menos aos 16 anos, na época em que a mãe falecera. Agora estava farta da dor e queria a todo custo começar realmente a viver.

Pedi a Laura que entrasse em sintonia com sua Inteligência Musical Essencial e praticasse os Seis Passos para a Cura a fim de investigar a música interior de sua bexiga. Depois de repetir que seu bem-estar era de fato muito importante (passo 2) e que ela seria amada e protegida durante o exercício, não importa o que acontecesse, invocou a ajuda da IME (passo 3). Em seguida, passou alguns momentos fazendo contato com o espaço infinitamente criativo de seu chakra da garganta e aguardou orientação (passo 4). Laura dispôs-se a executar o exercício de Auto-Afirmação Musical Essencial e procurou um instrumento que se adequasse à voz de sua bexiga. Escolheu um tambor *"conga"*. A princípio tocou experimentalmente, mas depois começou a rufar com força, em acentuados ritmos ondulantes. Acompanhei-a em outro tambor, para criar-lhe um ambiente seguro. Depois de vários minutos tocando com grande energia, Laura declarou que a dor desaparecera e que sua bexiga estava calma, estabilizada. Disse que de fato tocara a partir da pelve, não dos braços, e que sentira muita raiva sendo expelida juntamente com a música.

A seguir, Laura resolveu sintonizar a mucosa de sua bexiga. Imaginou-a áspera e porosa, incapaz de proteger-se de infecções. Primeiro lançou mão do matalofone, mas não conseguiu encontrar o som adequado. Passou então para o piano e pôs-se a dedilhar toda a extensão do teclado. Sua execução era incansável, vigorosa, num tom colérico. Mas depois de algum tempo ocorreu uma mudança no estilo de Laura. Agora produzia sons que se desdobravam como ondas. A improvisação terminou com um bonito dedilhado em todas as teclas. "Este é o som verdadeiro", disse ela, "capaz de acompanhar a voz da mucosa de minha bexiga." Laura havia liberado intensos sentimentos de raiva e ressentimento ligados a seu dilema infantil.

Perguntei-lhe então se conseguiria emitir um som que refletisse a sensação tonal da bexiga em seu estado mais pleno e perfeito. Graças ao poder da intuição, Laura prontamente entrou em contato com a vibração do segundo chakra e entoou o OOH um fá acima do dó central. Estava impressionada com a força da conexão entre o som e a área pélvica. Começou a respirar mais profundamente e, por um curto instante, imaginou-se cantando no palco (desejo nunca satisfeito) — e uma onda de esperança percorreu todo o seu corpo.

Essa história demonstra o impressionante efeito do conhecido impensado sobre o corpo, a mente e o espírito. Laura literalmente internalizou o conhecido impensado da mãe, que refletia vagos problemas insolúveis ligados à sexualidade e à criatividade, associados ao segundo chakra e manifestados fisicamente na bexiga. Considerando-se que a Laura não fora permitida a experiência normal de brincar em seu próprio estado de transição, como menina e como adolescente, ela não conseguia despegar-se da mãe, a quem permaneceu atrelada (graças à moléstia crônica) mesmo depois que a perdeu. Sufocara os sentimentos de raiva e ressentimento para poupar mais sofrimento à mãe e proteger-se do complexo de culpa. Suponho que a energia desses sentimentos lutou por reconhecimento recriando o cenário original da infância (constantes infecções da bexiga) e as dores conseqüentes. (Sem dúvida, havia também alguma predisposição genética.)

Laura confidenciou que consultara diversos médicos e psicoterapeutas em busca da cura, mas sem resultado. Para mim estava claro que o problema, devido às suas raízes nos primeiros anos de vida (envolvendo o relacionamento mãe-filha), não seria solucionado pela mente racional ou por tratamentos paliativos. Tinha de ser combatido no nível da música interior de Laura, seu conhecido impensado. No processo da IME, a dedicação de Laura à música ultrapassou a esfera cognitiva e levou-a diretamente para a da emoção. Ela se tornou consciente dos profundos bolsões de raiva não-expressa em sua área pélvica, alguns dos quais conseguiu comunicar por meio da improvisação. Foi interessante perceber, ouvindo a expressão musical de Laura, a mudança nas afecções de vitalidade: de entrecortada (raiva) para ondulante (calma, descontraída) no curso do exercício de improvisação. Isso, creio eu, é um exemplo tangível da força alquímica da Inteligência Musical Essencial de Laura. Por fim, a mudança mais importante que ocorreu em resultado de seu contato com a IME foi o desejo recuperado de voltar a cantar, expressão saudável do segundo, terceiro e quinto chakras.

A IME e os Relacionamentos

A improvisação musical pode também ser usada para explorar problemas de relacionamento, responsáveis por boa parte da angústia que vivenciamos no nível mental. Muitas dificuldades, nessa área, provêm de antigas interações familiares, cuja lembrança é codificada na memória operacional (música interior) e não pode ser contatada por processos verbais, cognitivos. Também aqui a música ultrapassa a função cortical e vai diretamente aos centros emocionais, onde se alojam os sentimentos reprimidos da maioria dos problemas de relacionamento. Uma vez que a música espelha a vida íntima, importantes dinâmicas internas são reveladas quando improvisamos com duas ou mais pessoas. Em primeiro lugar, a música interior é expressa por nossa própria manifestação musical; em segundo, nossos verdadeiros sentimentos para com os outros comunicam-se pelas interações musicais; e em terceiro, quando estamos em situação de grupo, todos assumimos um papel característico (líder, seguidor, bode expiatório) e claramente articulado dentro do processo grupal.

Márcia e Jonathan estavam às voltas com problemas conjugais. Viviam juntos há sete anos e, embora se amassem muito, a chama de seu relacionamento se extinguira. Márcia, uma corretora bem-sucedida, sentia que o marido já não se interessava por ela sexualmente, de sorte que se tornara amarga e irritadiça. Jonathan, pediatra fanático pelo trabalho, confessou-lhe que vivia cansado demais para fazer sexo. Conversaram durante horas sobre o problema e fizeram um ano de terapia de casais para descobrir o motivo da repulsa de Jonathan. Quando Márcia ouviu falar da IME em um de meus seminários, supôs que a improvisação conjunta talvez ajudasse o casal a reaproximar-se. Jonathan gostou da idéia e ambos decidiram roubar um tempinho às suas responsabilidades profissionais. Juntaram um monte de instrumentos que haviam colecionado em suas muitas viagens ao exterior: bongôs, maracás, uma harpa pequena, apitos, sinos, marimbas, etc. Nenhum dos dois tinha conhecimentos técnicos musicais, mas amavam a música. Depois de concentrar-se por alguns minutos, começaram a improvisar. Márcia parecia pouco à vontade e tentou extrair alguns sons da marimba. Jonathan, ao contrário, lembrava um menino numa loja de doces — queria tocar todos os instrumentos e mostrava-se deleitado ao explorá-los. Decorrido algum tempo, notou que Márcia tocava sem energia e parecia deprimida. Tentou estimulá-la com uma batida sensual no bongô, mas isso a constrangeu ainda mais. Jonathan passou então a experimentar os outros instrumentos, enquanto a esposa continuava na marimba. Ela foi a primeira a parar.

Ao processar a interação musical, Márcia compreendeu que sentia ciúmes da paixão de Jonathan por tudo que fazia, inclusive a improvisação. Perguntou-se novamente por que ele não revelava o mesmo entusiasmo por ela. Jonathan explicou que Márcia na verdade não se juntara a ele na execução, fazendo-o sentir-se sutilmente controlado pela batida monótona que a esposa produzia na marimba. Achava que não lhe fora permitido exprimir toda a profundidade de seu amor, pois Márcia o estava julgando. Ela ficou surpreendida com a revelação de Jonathan. Disse-lhe que, de fato, admirava sua paixão e gostaria de ser tão criativa quanto ele. Admitiu que, de quando em quando, se sentia intimidada pelo marido. Foi a vez de Jonathan ficar surpreso. Confessou a Márcia que se julgava um fracasso sexual, que não podia atender às grandes expectativas da esposa.

É fascinante como essa simples interação musical imediatamente expôs a causa dos problemas conjugais de Jonathan e Márcia: a ansiedade de desempenho. Ambos temiam exprimir alegria no casamento, para não serem julgados ou rejeitados. Esse medo provavelmente se enraizava em algum episódio doloroso da infância, que nunca fora plenamente absorvido e solucionado, mas ficara oculto no inconsciente pessoal. Seria difícil para Márcia e Jonathan lidar com o problema de um modo verbal e analítico. A improvisação musical revelou-se bem mais eficaz. Brincar, como sustenta Winnicott, permite-nos ser criativos e nos dá a oportunidade de exprimir o próprio eu, em lugar do ego (onde residem o medo e a dúvida). E é apenas a partir do nível do eu que conseguimos expressar os mais entranhados sentimentos do coração. Eis a verdadeira medicina da mente e do corpo.

Improvisação em Grupo

O exercício de improvisação musical acima pode ser adaptado para uso em situações de grupo. Dá bons resultados com famílias ou outras entidades funcionais, como equipes de trabalho e esportivas. Os grupos de improvisação musical consistem tipicamente de quatro a seis executantes. Estes devem escolher entre uma variedade de instrumentos melódicos e de percussão. Os participantes são em seguida estimulados a explorar o relacionamento com sua própria música e com os outros executantes sem nenhuma comunicação verbal. Bastam essas instruções.

Tendo presenciado e integrado numerosos grupos de improvisação musical, acho paradoxal, mas verdadeiro, que praticamente todas as primeiras tentativas de improvisar contem a mesma história. No começo do trabalho, a música costuma soar caótica e grosseira, com os executantes exprimindo seu estado de espírito, tonalidades e ritmos particulares. A meio caminho, o caos evolui para um clímax vigoroso, do qual emerge um tema ou disposição dominante. As pessoas continuam a tocar em conjunto com um único objetivo, o de explorar essa disposição ou tema até chegar a uma solução ou conclusão. Em seguida, cada executante partilha suas experiências e impressões, e inicia-se a discussão em grupo.

Os improvisadores se espantam ao perceber que a música, como por magia, harmoniza-se sem nenhuma troca de instruções e que todos, espontaneamente, se unem num sentimento e num propósito comuns. Alguns relatam que, das disposições e sentimentos conflituosos, brota uma espécie de metadisposição que propicia elevada sensibilidade: um estado de lucidez e calma. Essas qualidades são os produtos finais do poder de transformação da IME.

Para grupos envolvidos em constantes lutas de poder, períodos de estagnação ou bloqueios criativos, esse tipo de improvisação é o recomendado. Proporciona um meio seguro, além de agradável, de externar, explorar e transformar problemas emocionais profundamente enraizados, que podem ser prejudiciais — e mesmo destrutivos — caso permaneçam sepultados no inconsciente do grupo.

O amado compositor Johann Sebastian Bach, grande improvisador ele próprio, deu a seguinte explicação de seu uso da música como modelo humano para obter harmonia e coesão dentro do vasto grupo de improvisação musical que é a família humana:

> Com a arquitetura de minha música, pretendo revelar ao mundo o esquema de uma nova e bela comunidade social. O segredo de minha harmonia? Só eu o sei. Coloco cada instrumento em contraponto e tantas partes contrapontuais quantos sejam os instrumentos. Obtenho então uma lúcida autodisciplina das diversas partes, cada qual impondo-se a si mesma os limites de sua liberdade individual pelo bem-estar do todo. Eis minha mensagem: nada da autocracia de uma única melodia teimosa, por um lado, nem da anarquia do barulho desencontrado, por outro. Quero um equilíbrio delicado entre ambas, isto é, uma liberdade esclarecida. A ciência de minha arte, a arte de minha ciência; a harmonia das estrelas no firmamento; a ânsia de fraternidade nos corações dos homens: esse o segredo de minha música.[5]

Quando você praticar os exercícios de IME deste capítulo, seu padrão interno de realidade será desafiado e talvez você se veja tolhido pelo tropel de pensamentos e sentimentos até então mantidos fora da consciência por seus mecanismos sólidos de defesa. Esses mecanismos também operam inconscientemente. Você sem dúvida conhece os mais comuns, descritos nos manuais de psicologia: repressão, negação, projeção, isolamento e reação formativa (quando uma idéia ou sentimento penoso é substituído na consciência por seu oposto). Essas defesas são natural e espontaneamente acionadas para proteger você do caos e da dor. Para conquistar a plenitude, entretanto, precisamos nos empenhar no afrouxamento sistemático das defesas, muitas das quais foram erigidas quando éramos muito novos. Por sua própria natureza, a música salta essas barreiras e conduz-nos diretamente ao nosso mundo interior, onde conflitos emocionais não-resolvidos, lembranças recalcadas e materiais arquetípicos aguardam a luz da consciência. À medida que seu ego se expande e sua conexão com a Inteligência Musical Emocional se aprofunda, você ganha confiança para permitir que mais material inconsciente — sombrio ou luminoso — penetre na consciência para ser transformado e integrado ao seu senso do eu. Contemplar essa expansão do eu com uma atitude de desapego e equanimidade ajudará muito esse processo.

Muitas vezes, no entanto, certas partes não-integradas da personalidade insistem em manter-nos exatamente como somos. Em geral, essas partes representam aspectos internalizados e não-desenvolvidos de pais ou outras pessoas que cuidaram de nós, conhecidos como introjetos ou aspectos pessoais paralisados em sua evolução (subpersonalidades), que se sentem ameaçados pela mudança. A energia dessas partes fragmentadas é mais poderosa que a mente racional consciente. Portanto, elas devem ser desenraizadas e integradas a todos os processos de tomada de decisões que envolvam a mudança criativa. Se você encontrar resistência à prática de qualquer dos exercícios deste livro, por favor, leia o Capítulo 8 antes de prosseguir. Ele explica o conceito de fragmentação da personalidade e o desenvolvimento de subpersonalidades, além de como usar a Inteligência Musical Essencial para impor ordem, harmonia e segurança a todas as partes do seu.

Enquanto isso, se se sentir bloqueado e incapaz de contatar a IME, o seguinte exercício de canção da alma lhe proporcionará uma âncora baseada no ego para quando você estiver temporariamente perdido no muitas vezes tormentoso oceano da autotransformação. A canção da alma é um canto personalizado que dá ênfase à afirmação do eu. Ela aclara o seu senso de identidade, suas vaidades básicas e sua missão pessoal nesta vida, podendo ser entoada em silêncio ou a plena voz sempre que você dispuser de um momento livre — quando espera por um ônibus, caminha em meio à natureza, está quase pegando no sono e, sobretudo, quando se sente desequilibrado, preocupado ou rejeitado. A canção conecta você diretamente com a sua IME.

Crie sua Própria Canção da Alma

Antes de criar sua canção da alma, certifique-se da intenção de utilizá-la para introduzir equilíbrio, alegria e cura em sua vida. Comece então a refletir sobre a letra da canção. Visualize-se em seu estado criativo máximo e elabore afirmações para exprimir seu senso ideal do eu. Inclua objetivos pessoais, bem como seu mais ardente desejo espiritual. Por exemplo:

Sou uma pessoa bonita e atraente,
que oferece ao mundo seus dons musicais.
Sei que a centelha no coração de todos nós
nos dará grande alegria se apenas ouvirmos o chamado.

Em seguida, escolha um instrumento de percussão (tambor, bongô ou qualquer outro que faça emergir seu próprio ritmo). Toque até encontrar um padrão rítmico que lhe pareça adequado. Continue nesse ritmo até que ele se torne completamente natural e regular. Comece então a pensar numa melodia para a letra que criou. Se os versos não se adequarem à música, vá experimentando até encontrar algo que satisfaça sua alma. Registre o processo criativo da canção da alma para não esquecer nenhuma informação verbal ou musical importante. Você saberá que a canção está completa quando puder cantá-la sem esforço. Essa é a sua canção, a canção que ficará sempre com você não importa o que aconteça; a canção que o lembrará, nas piores horas, de quem realmente é e do que de fato deseja na vida.

Esse exercício funciona muito bem principalmente durante a transição: por exemplo, quando você estiver em pleno processo de despojar-se de hábitos antigos e prejudiciais e ainda não conseguiu adquirir outros mais saudáveis. A Canção da Alma também é bastante útil quando você sentir medo e dúvida com respeito a seu autovalor ou desconcentrar-se face a alguma perda ou desapontamento. Também lhe fornecerá orientação quando você se encontrar numa encruzilhada sem saber que rumo seguir. Sua Canção da Alma poderá modificar-se e crescer com você. Sinta-se, pois, livre para alterar ou introduzir novos versos à medida que for se harmonizando mais e mais com sua verdadeira identidade e missão na vida.

Graças à prática das técnicas da IME, neste capítulo, você obterá maior controle sobre as vicissitudes de seu corpo mental e emocional. Esse senso de proficiência aumenta nossa autoconfiança e motiva-nos a explorar os limites extremos da natureza humana. De igual modo, intensifica o fluxo de energia que circula em sua mente-corpo. Quando sua energia for liberada e sua mente ficar mais calma e harmoniosa, você poderá dedicar mais tempo ao próximo nível superior de consciência, a esfera do intelecto/intuição. Pela conexão com a Inteligência Musical Essencial, você investigará a ilusão da dualidade (o jogo egótico dos opostos e seus inevitáveis conflitos), acatará a sabedoria e o poder de sua intuição e imaginação, e, finalmente, banhar-se-á na luz da consciência unitária, que é um estado de manifestação criativa, plenitude e bem-aventurança.

CAPÍTULO 6

A MÚSICA COMO INTELECTO/INTUIÇÃO

A música é o mediador entre a vida
do espírito e a vida dos sentidos.
— *Ludwig van Beethoven*

Sempre que você fizer contato com o poder de sua Inteligência Musical Essencial, graças à prática dos exercícios contidos neste livro, estará operando a partir da esfera do intelecto/intuição. Essa esfera é o verdadeiro lar da IME; e utilizar a IME é, na verdade, conduzir criativamente a consciência, das limitações do plano mental-egóico, para o nível seguinte. Por exemplo, quando você se conecta à fase de testemunho da IME e torna-se cônscio da diferença entre pensamentos, sentimentos e hábitos que dão vida, por um lado, e os que esgotam a vida, por outro, você naturalmente aprimora sua capacidade de discernimento. Conhecer e depois optar ativamente pelo bem maior é algo que está associado ao intelecto.

Sua capacidade para acreditar que a música irá levá-lo aonde você precisa ir, durante a fase de transformação da Inteligência Musical Essencial, está ligada à intuição. Quando você se permite penetrar nessa dimensão, recebe naturalmente informações diretas do Eu Superior ou alma, e não dos intermediários pouco confiáveis que são os sentidos e a razão. Assim, a esfera do intelecto/intuição contém tanto o dinamismo do discernimento e da vontade (intelecto) quanto o poder sereno da aceitação e da receptividade (intuição), as duas faces da moeda da IME. No nível do intelecto/intuição, você consegue identificar-se com uma força superior interior que atua sobre a mente, em vez de ser vitimizado pelos ditames dessa mesma mente.

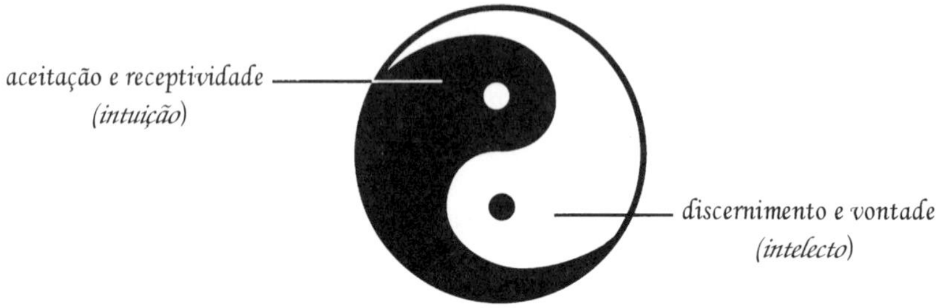

Temas Arquetípicos

À medida que sua mente se aquieta e os limites entre o consciente e o inconsciente se esbatem, você passa a observar os problemas mais graves de sua vida com desprendimento e consegue ver, com clareza, os temas arquetípicos e mitológicos que estão sendo dramatizados. Esse conceito é mais facilmente absorvido quando visto da perspectiva da psicologia dos chakras:

> As dramatizações de cada chakra consistem de uma dança em volta de determinada polarização e baseiam-se na tentativa de resolver uma polaridade fundamental no mundo dos nomes e das formas. É que toda polarização cria interação, sendo o chakra o foco dessa interação. No nível de cada chakra, expressa-se um arquétipo primário sob a forma de representação dramática. O chakra tem seu cenário particular, exclusivo, que envolve um protagonista, um pano de fundo e alguns coadjuvantes. Esses papéis têm sido interpretados desde tempos imemoriais nos mitos, contos de fadas, história escrita e palcos da vida cotidiana.[1]

Os temas arquetípicos associados a cada chakra foram mostrados a você no Capítulo 3. Vamos passá-los em revista:

Chakras e Temas Arquetípicos

Chakra	Modelo de Experiência	Representações Ideais	Polaridades
1. Raiz	Luta pela sobrevivência	Vítima	predador/presa vida/morte
2. Sexo	Prazer sensorial	hedonista	prazer/dor macho/fêmea
3. Plexo Solar	Proficiência, domínio, conquista, competição, inadequação, inferioridade, orgulho	herói	ganho/perda sucesso/fracasso domínio/ submissão crítica/elogio
4. Coração	Compaixão, generosidade, amor desprendido, serviço	mãe	salvador/salvo libertador/libertado
5. Garganta	Devoção, aceitação, proteção e amor incondicional, entrega, confiança, criatividade, graça, majestade, romance	filho	objeto de mãe/filho achado/perdido confiança/desconfiança
6. Terceiro Olho	Percepção, testemunho	sábio	sábio/tolo observador objetivo/ participante iludido
7. Coroa	Consciência unitária	além da forma	nenhuma[2]

Paradoxalmente, as polaridades representam tanto a causa principal do sofrimento humano quanto o caminho para a libertação. Uma polaridade consiste de extremos, um dos quais é vivenciado como desejável, ao passo que o outro passa por inferior e repulsivo. Haverá alguma polaridade que esteja se manifestando intensamente em sua vida, neste momento?

Líntia é uma escritora cujo primeiro romance lançou-a no mundo do fascínio e da fama, que ela não conhecia. Viveu uma grande vida durante anos, até o dinheiro começar a escassear. Dedicou-se então à redação do próximo livro, que após dois anos de trabalho duro mereceu apenas resenhas frias. Seguiu-se outra obra, que vendeu pouco. Embora fosse uma brilhante autora e pensadora, Cíntia começou a duvidar do próprio talento e de sua capacidade para sobreviver escrevendo. Os novos sentimentos de vulnerabilidade e mediocridade mergulharam-na em profunda depressão. Ansiava desesperadamente pela fama e pela fortuna que antes a haviam tornado especial e conhecida. Ficou bloqueada, incapaz de voltar a escrever.

Isso soa familiar? O conflito de Cíntia engloba diversas polaridades arquetípicas clássicas: sucesso/fracasso, riqueza/pobreza, fazer/ser. Para Cíntia (e para quase todos nós), sucesso, riqueza e fazer são condições desejáveis; fracasso, pobreza e ser são nada menos que anátemas.

De um ponto de vista transpessoal, esses opostos são apenas as duas faces da mesma moeda: precisamos enfrentar o fracasso para apreciar o sucesso, e vice-versa. Segundo a teoria dos opostos, a pura energia emocional associada ao fracasso estimula a criatividade, que no fim enseja o sucesso; contudo, os sentimentos associados ao fracasso (desapontamento, raiva, humilhação) devem ser plenamente vivenciados e não reprimidos ou fragmentados. (Nota: a fragmentação é um mecanismo de defesa graças ao qual o ego frágil, incapaz de suportar a tensão entre dois estados emocionais conflitantes, dirigidos para uma mesma pessoa, objeto ou acontecimento [amor ou ódio em relação ao desempenho], nega o estado mais perigoso ou inadequado. Esse sentimento proibido é então pulverizado e ocultado da consciência. A fragmentação, entretanto, não permite a síntese normal dos dois sentimentos, e isso engendra um bloqueio emocional que impede o crescimento da pessoa.)[3]

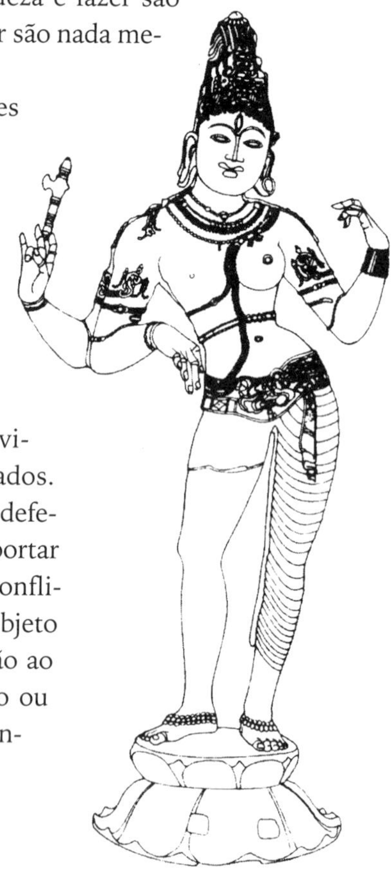

Shiva/Shakti:

Indica a polaridade direita/esquerda e sua relação com os princípios masculino e feminino.

Na tradição hindu, todas as polaridades podem ser remontadas às duas forças opostas originais, representadas pelas divindades Shiva e Shakti. Shiva é o princípio masculino e encarna a consciência não-manifesta. Shakti é o equivalente feminino de Shiva, a doadora da vida, a amante da criação divina. Pela união com Shakti, a consciência de Shiva desce e imbui o universo com a energia dos deuses. Shakti representa a mais elevada aspiração da alma humana. Sua energia nos desprende da terra. Já a energia de Shiva opera um movimento descendente, a partir do chakra da coroa, situado no alto da cabeça. Então temos uma descrição gráfica da atração irresistível entre as energias masculina e feminina, que conduz à manifestação criativa. Os místicos acreditam que o mundo dos fenômenos está todo compreendido na eterna relação dessas duas forças.[4]

O místico e músico sufi Hazrat Inayat Khan elucida esse conceito em seu livro *The Music of Life* ["A Música da Vida"]: "A totalidade da manifestação é dualidade, a dualidade que nos faz inteligentes. Por trás da dualidade está a unidade. Se não superarmos a dualidade e caminharmos para a unidade, não atingiremos a perfeição, não conquistaremos a espiritualidade."[5]

Quando você conseguir cruzar mais tranqüilamente o terreno do intelecto/intuição, será orientado para a conquista da perfeição e da realização espiritual.

A Música como Energia Arquetípica

O som é o substrato arquetípico de todas as formas de vida. As afecções específicas de vitalidade expressas por meio da música ajudam a iluminar os temas humanos e as emoções a eles associadas, que brotam no nível de cada chakra. Depois que esses temas e emoções são encaminhados para a consciência, a música pode ajudar-nos a solucionar os conflitos íntimos oriundos da ilusão da dualidade — causa primária da dor e do sofrimento humano — e a reconhecer o Espírito que permeia a vida. Se sua consciência concentrar-se no nível do intelecto/intuição, você logo ouvirá aquilo que Kepler chamou de "música das esferas", a harmonia que anima o universo. A música encarna essa harmonia e, no contexto da Inteligência Musical Essencial, passa a catalisar o padrão harmônico que existe dentro do corpo, da mente e do espírito.

Os pitagóricos definem a música como uma união perfeita entre coisas contrárias, a unidade na multiplicidade, o acordo no desacordo. A música, com efeito, não só harmoniza ritmo e modulação como organiza o sistema todo: sua finalidade é unir e coordenar, como o próprio Deus coordena e une elementos díspares. A grande obra de Deus cifra-se em reconciliar, mediante as leis da música e da medicina, coisas hostis umas às outras.[6]

O Tantra Musical: Reunião de Polaridades

O maravilhoso da música é seu poder de sustentar e exprimir duas emoções conflitantes ao mesmo tempo. Por exemplo, os tradicionais *nigguns* judaicos, que são canções sem letras, muitas vezes evocam uma tristeza profunda, mas também, concomitantemente, exuberância, alegria e esperança. A mistura dessas duas energias opostas gera um estado emocional de alto nível, tão novo que é difícil descrevê-lo em palavras. É como se a música, juntando as maiores intensidades de vibração de cada emoção, produzisse com isso um terceiro elemento, uma meta-emoção mais sublime.

Esse aspecto transformacional da música relaciona-se à arte oriental e à filosofia do *tantra*, que os antigos explicavam como "a dança sagrada das dualidades interpenetrantes". Os adeptos do *tantra* acreditam que a dualidade, o primeiro rompimento de nossa unidade primordial, é uma fonte de dor e alienação na vida. O *tantra* é a yoga da dualidade reunida, da unidade restaurada. O resultado é uma experiência extática de unicidade com o próprio eu, os semelhantes e o universo. O seguinte exercício de *Tantra* Musical foi elaborado para ajudar você a utilizar a improvisação musical como um meio de reunir polaridades. Poderá praticá-lo sozinho ou com um parceiro. Também costuma ser feito com quatro pessoas (cada par representando um auto-estado oposto). A inclusão de mais participantes produz interessantes dinâmicas de grupo que podem enriquecer sua experiência de autotransformação e transcendência.

Tantra Musical

O melhor, no começo, é trabalhar com um parceiro na execução deste exercício de improvisação. Depois de você determinar uma polaridade básica que queira explorar musicalmente, como medo *versus* confiança, escolha instrumentos adequados à expressão da energia dos lados opostos.

Em seguida, opte pelo lado (auto-estado) que mais impacto exerça sobre você e improvise a energia emocional desse estado tão honesta e francamente quanto possa. Curve-se à energia arquetípica. Enquanto isso, seu parceiro estará observando e ouvindo cuidadosamente, já que mais tarde deverá espelhar esse auto-estado. Quando a improvisação estiver chegando ao fim, reflita durante alguns instantes no que acaba de ocorrer. Que aprendeu com essa investigação musical? Quais foram as qualidades musicais (afecções de vitalidade) desse estado especial?

O próximo passo será a sintonia com a outra polaridade. Quando estiver pronto, passe a explorar a energia desse auto-estado. Descontraia-se e permita que a música o leve aonde você precisa ir. Ao terminar, procure captar o sentido do que foi expresso pela música. Observe as diferenças entre os dois estados extremos.

Agora é a hora da interação transformacional entre os pólos opostos. Volte a improvisar a música do primeiro auto-estado, enquanto seu parceiro reproduz a música do segundo. Seja sincero em relação a ambos os estados, mas preste atenção à música do outro. Em seguida, relaxe e improvise livremente.

A certa altura da improvisação, ocorre uma mudança na qual os dois auto-estados se aproximam e trocam energia. Dessa comunhão musical nasce uma energia nova. É o estado integrado, onde jaz o verdadeiro poder — a energia do Eu Superior, capaz de infundir em nossa vida uma compreensão e um entusiasmo bem mais profundos.

Karen, aspirante a cantora e compositora, vivia às voltas com a polaridade de ser desconhecida *versus* ser famosa. Escolheu o violão (que não era o instrumento de sua especialidade) para exprimir a música da condição de desconhecida. A música "desconhecida" soou tosca e vulnerável: dissonante, penosa, imprevisível, mas com um forte espírito, uma qualidade sonora que a tornava realista e comovente. Ela a descreveu como depressiva, pessimista, ansiosa e sem valor. A seu ver, comunicava sentimentos que a ninguém interessavam. Karen declarou que não aceitava essa música — *nem esse aspecto de sua personalidade*.

Improvisou então a música da "fama". Também esta, tocada ao violão, soou um tanto depressiva. No entanto, com seus padrões rítmicos e melódicos abruptos, parecia um pouco mais elaborada que a música do "desconhecido" e expressava confiança, segurança e capacidade para atingir a todos com alegria e força. A música dizia que Karen era suficientemente boa e apta para oferecer algo de concreto: a verdadeira felicidade. Embora esse estado fosse mais desejável, a música carecia de profundidade e solidez. Nós ambas percebemos que lhe faltava alguma coisa.

A essa altura, estávamos prontas para explorar a junção dos dois auto-estados musicais. Karen, que se identificava mais com o estado "desconhecido", começou a improvisar essa música, enquanto eu reproduzia a "fama" em outro violão. O dueto foi fascinante. À medida que prosseguíamos, a música vibrante do "desconhecido" começou de certa forma a enriquecer a música vazia da "fama", o que criou um senso de ordem e elegância. Coisa interessante, a música do "desconhecido" continuou a imbuir a música da "fama" com uma profunda qualidade humana que continha a voz primordial e os ritmos aconchegantes de alguém que estava em contato com as energias fundamentais. De nossa interação musical nasceu uma música nova que se abeberava nos aspectos superiores de cada estado e produzia uma entidade diversa — um senso nascente de valor pessoal e de contentamento — que refletia a essência íntima de Karen e preenchia o espaço incipiente e vazio entre os dois auto-estados contrários.

Nota: Se você não tiver um parceiro para representar seu auto-estado oposto, poderá gravar sua própria execução do estado menos dominante. Quando estiver pronto para a junção das duas partes, apenas improvise a música de uma enquanto escuta a da outra. Embora a música gravada não vá mudar (como aconteceria se você tocasse com um parceiro), ainda lhe será possível atingir um estado superior graças à sua exploração musical.

Observando alunos em plena prática do exercício do *Tantra* Musical, percebi que muitos no começo detestam perder tempo com auto-estados desagradáveis como paralisia e medo. Preferem a energia da mudança e da confiança. Farão o possível para evitar aqueles estados desagradáveis. Quando por fim tocam a música do estado polarizado mais fraco, descobrem que, embora possa ser repelente a princípio, há nele muito mais poder. A energia é rude, terrena e profundamente emocional, própria para reconduzir-nos a uma época menos complicada e compartimentalizada.

Por exemplo, quatro alunas resolveram explorar a polaridade paralisia *versus* mudança. Duas delas se identificaram com a paralisia e escolheram instrumentos que refletissem essa música interior. Uma se sentou ao piano e repetiu a mesma tríade inúmeras vezes, num tom lento e monótono, percorrendo cautelosamente o teclado. A outra se abaixou e pôs-se a esticar as molas do revestimento inferior de um tarol, explorando os sons do aço contra a superfície de plástico. Ambas estavam mesmo exprimindo a energia da paralisia.

Enquanto isso, a equipe oposta executava o auto-estado que chamaram de "mudança". Ambas rufavam tambores e sua música parecia frenética, intensa e vigorosa, exprimindo-se sem inibição nem barreiras. A música, no entanto, era insípida e maldirecionada. Após cinco minutos de execução aparentemente independente por parte das duas equipes, alguma coisa começou a mudar. A pianista passou de tom maior para tom menor, exprimindo uma qualidade de *pathos* bastante comovente. A tocadora de tarol começou a entoar uma canção lânguida nas molas do instrumento, enquanto o frenesi das duas do tambor amenizou-se numa energia mais firme e solidária. Estavam padecendo a dor da paralisia, que lhes dava um motivo para mudar. As tocadoras da "paralisia" abriram-se para a confiança exuberante das tocadoras de tambor e integraram essa qualidade à sua expressão. Seguiu-se uma música nova e poderosa, que mesclava as duas forças, produzindo o som e o sentimento da serenidade. Todos perceberam a mudança e, depois de alguns minutos, a música cessou naturalmente. Esse encontro musical gerou a experiência direta capaz de resolver a polaridade paralisia *versus* mudança. O estado de serenidade resultante será doravante uma força orientadora na vida daquelas quatro mulheres.

Ao praticar esse exercício, depois de ouvir, experimentar e incorporar a nova música que representa a solução dos pólos opostos, será importante para você integrar essa qualidade à sua vida diária e buscar esse estado de equilíbrio tanto quanto possível. Por exemplo, quando o impulso agressivo, mas vazio da fama acossa a consciência de Karen, ela agora evoca o estado emocional do autovalor e do contentamento, o que a recupera. Esse estado mental prepara-a para o sucesso e, naturalmente, atrai-lhe mais atenção e fama.

Quando você se vir preso a uma polaridade, evoque sua Inteligência Musical Essencial e explore a dinâmica musical e emocional de cada pólo sem emitir nenhum julgamento. Notará, por experiência, que um lado da polaridade não é melhor nem pior que o outro: ambos são necessários para o verdadeiro crescimento. Após aceitar cada pólo e permitir que os dois se juntem criativamente para seu supremo bem, você passará ao nível seguinte de consciência, um estado de não-dualidade e liberdade real. O *Tantra* Musical ensina-nos a aceitar não apenas todos os aspectos de nós mesmos, mas também as pessoas que evitamos devido a diferenças irreconciliáveis — nossos equivalentes sombrios. Essas pessoas difíceis em geral carregam uma parte fragmentada de nós próprios. Vale a pena descobrir por quê. Transformar as polaridades mediante a prática da IME é a solução mais rápida para se obter paz interior e exterior. Todos, afinal, estamos unidos. A Inteligência Musical Essencial fá-lo-á compreender isso.

O Drama das Crianças Bem-Dotadas

A polaridade é comum em pessoas que foram narcisisticamente feridas na infância. As crianças são, por natureza, intuitivas e profundamente ligadas à vida da alma. Quando suas qualidades anímicas e dons especiais deixam de ser reconhecidos e incentivados por seus entes queridos — ou, pior ainda, quando eles as envergonham, humilham ou exploram sempre que exibem essas qualidades —, as crianças podem desenvolver o falso eu a fim de proteger o verdadeiro, que jaz no fundo de seu ser. O falso eu comporta-se "apropriadamente", para que o pequeno não seja criticado nem abandonado.[7] Embora trágico, o desenvolvimento de um falso eu é a tentativa sofisticada e corajosa da criança ávida por sobreviver. A fragmentação (negação dos verdadeiros sentimentos e desejos) torna-se a razão de ser dessas crianças — e onde há fragmentação, há extinção. A alma se esconde e só permanecem os extremos da polaridade.

Steve, promotor de eventos de 35 anos, viveu a realidade de um falso eu pelo tempo que podia lembrar. Só quando explorou as polaridades emocionais de sua vida, graças ao exercício do *Tantra* Musical, é que descobriu o verdadeiro eu, experimentando com isso um profundo senso de realização e alegria no cotidiano. Em criança, mostrava-se turbulento, tremendamente criativo e com grande vocação para a música e a arte. Era o filho mais velho de um casal de puritanos, que se achava obrigado a cercear o espírito de Steve para que ele se tornasse um cidadão produtivo e honesto. Steve viu-se coagido a trabalhar no negócio da família desde tenra idade, de sorte que lhe restava pouquíssimo tempo para aprimorar seus talentos artísticos. Uma vez que era impedido de brincar e expressar sua personalidade, o trabalho se tornou para ele um exercício aborrecido de obediência, produtividade e diligência ao longo do dia. A brincadeira, por outro lado, associava-se ao que Steve chama de "grande ato", um mundo de fantasia em que tudo era excitante, deslumbrante, perfeito. A principal polaridade, em seu caso, era trabalho e sofrimento *versus* fuga para a fantasia, espaço onde ele podia criar um universo fascinante de beleza e perfeição. Infelizmente, não conseguia relaxar e ser ele mesmo em nenhum dos estados. Ao praticar o exercício de *Tantra* Musical, Steve representou esses estados no piano com música "laboriosa" — escalas barulhentas, densas e coléricas tiradas a duas mãos de toda a extensão do teclado — e música grandiosa — leve, com *glissandos* tocados principalmente em registro alto. Esses dois estados extremos provocaram sofrimento emocional em Steve. No fundo, estava sendo conduzido pela *persona* de seu falso eu e não conseguia extrair prazer de nenhum estilo de execução.

Depois de um ano de trabalho com a Inteligência Musical Essencial, tendo introduzido alegremente a liberdade e a espontaneidade do "grande ato" na lógica e persistência do auto-estado diligente, por meio da improvisação musical e das interações diárias, Steve logrou enfim encontrar o ponto de integração: sua verdadeira voz. Aconteceu um dia depois de uma reunião de negócios particularmente cansativa. Steve voltara para casa estafado e desiludido. Foi direto ao piano, sentou-se e pousou as mãos no teclado, respirando rítmica e calmamente. Esperou. Após o que lhe pareceu uma eternidade, conseguiu por fim martelar uma nota. Esta o levou à próxima, a mais outra, e assim por diante. Em questão de momentos, uma obsedante melodia brotou das profundezas de seu ser, expressando uma vulnerabilidade pura e uma beleza rude. Steve explicou: "Alguém poderia perder-se no espaço fecundo entre as notas." Aquele era o som da Inteligência Musical Essencial de Steve. Dos intervalos emergiu a voz de seu verdadeiro eu. Pela primeira vez, pôde ouvir e sentir sua essência divina inata.

Desse dia em diante, Steve permitiu que seu eu verdadeiro o guiasse na elaboração de um estilo de vida integrado, que de fato funcionasse para ele. Aproximou-se da natureza e comprou uma casa numa ilha. Lá, percebeu até que ponto amava a vida simples e tranqüila. Reviveu o antigo sonho de possuir uma loja de antiguidades e adquiriu uma velha garagem na própria ilha, que começou logo a reformar. Passou a apreciar muito as viagens pelo mundo, à cata de peças para seu estabelecimento. Em um ano, mudou-se de vez para a ilha. Nela, usufrui verdadeiramente a integração de trabalho e lazer, obtendo grande êxito no negócio de antiguidades. Naquele lugar exuberante e tranqüilo, não tardou a encontrar a mulher de seus sonhos e pôde, finalmente, partilhar seu coração. Graças à IME e ao exercício de *Tantra* Musical, resolveu seus dolorosos problemas de polaridade e sua vida tornou-se parecida à própria música — harmoniosa, fluente, simétrica e livre.

A Polaridade Criança *versus* Adulto

Pessoas narcisisticamente feridas em tenra idade sofrem com freqüência da polaridade criança *versus* adulto. Trabalhando com algumas delas, descobri que o eu infantil ou é absorvido pelos pais e isolado da inocência e dos folguedos, como Steve, ou nunca tem permissão para crescer, individuar-se e exercer um poder concreto no mundo (a tragédia de muitos músicos talentosos). Ambos os estados precisam desenvolver uma constelação de falso eu, o que é extremamente opressivo e alienante para a criança, lançando as bases de uma futura depressão, somatização ou dependência química.

Explorando essa polaridade por meio do exercício de *Tantra* Musical, você perceberá que a música infantil é tipicamente inocente, alegre, inconsciente e autística em sua concentração. A música adulta, por outro lado, apresenta mais estrutura e regularidade, exibindo um ar de responsabilidade, prontidão, correção e controle. Se você interagir com a música infantil, ouvirá de vez em quando as frustrações e a impaciência do adulto com os deslizes ocasionais da criança. Quando a música adulta se funde com a infantil, no entanto, torna-se mais livre e expressiva. De igual modo, a criança absorve a estrutura, a estabilidade e a segurança do adulto. O resultado é a integração dos dois hemisférios cerebrais e um funcionamento em grande escala.

Certa feita, observando o exercício de *Tantra* Musical de uma aluna, reparei que ela, depois de usar uma só mão no piano, exprimindo assim fragilidade e isolamento, passava a tocar com as duas independentemente (durante a interação com a música adulta). Isso indicava integração de seus hemisférios cerebrais, permitindo-lhe um nível mais elevado de criatividade que a fez improvisar uma pujante canção sobre sua conturbada vida familiar de outrora. A aluna confessou-me ser aquela a primeira vez que permitia à criança interior partilhar sua história com estranhos. A interação musical estimulou uma experiência musical corretiva que a levou a fazer as pazes com o auto-estado adulto antes intoxicante, bem como a aceitar seu próprio poder como ser integrado.

Praticando o exercício de *Tantra* Musical, você vivenciará a música, diretamente, como um arquétipo da harmonia — um canal por onde a perfeição de sua alma se manifestará sob forma humana. Observe, porém, que a mudança profunda e duradoura só ocorrerá se você integrar as qualidades do novo nível superior à sua vida diária. Depois que essa nova orientação, ou condição anímica, é despertada e captada, não se pode mais voltar atrás. É preciso deixar que ela cresça.

Diagrama do Tantra Musical

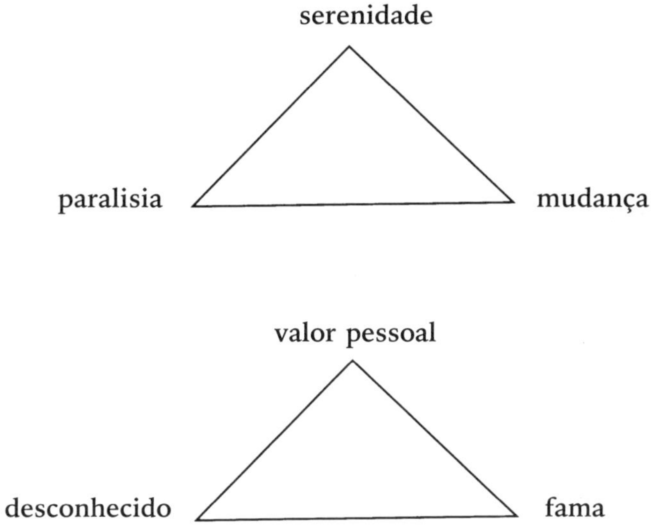

A IME e o Reino da Imaginação

Quanto mais forte for a imaginação,
menos imaginativa será.
— *Rabindranath Tagore*

No nível do intelecto/intuição, você tem livre acesso ao fluxo da imaginação, esse estado mágico entre a vigília e o sonho, essa esfera da criatividade e da transformação. Nesse contexto, é útil considerar a imaginação como o espaço intermediário entre o céu (consciência pura ou bem-aventurança) e a terra (mente, corpo e ego). Quando você se encontra nesse nível do ser, vai aos poucos compreendendo que é o criador de sua própria vida. Torna-se então necessário assumir responsabilidade por essa criação exclusiva graças à monitoração dos pensamentos, palavras, crenças e atos. Despertando sua Inteligência Musical Essencial e utilizando-a como ponte a fim de conectar a realidade superior (sabedoria intuitiva) ao plano terreno (pensamentos, sentimentos e lembranças produzidos pelos sentidos e o ego), você consegue, literalmente, criar o céu na Terra, gerando equilíbrio e harmonia em sua vida.

A prece, a afirmação e a visualização são ferramentas criativas que ajudam a preencher essa lacuna, quer sejam utilizadas juntamente com a música ou não. Uma oração, em particular, espelha a resolução da polaridade pela aceitação de uma realidade transcendente. Falo da prece de São Francisco de Assis. Ela pode lhe propiciar um apoio sólido enquanto você escala a ladeira íngreme rumo à não-dualidade:

Prece de São Francisco de Assis

Senhor, fazei de mim um instrumento da vossa paz.
Onde haja ódio, que eu semeie amor,
Onde haja ofensa, perdão,
Onde haja dúvida, fé,
Onde haja desespero, esperança,
Onde haja tristeza, alegria.
Senhor, fazei com que eu procure
Não tanto ser consolado quanto consolar,
Compreendido, quanto compreender,
Amado, quanto amar.
Pois é dando que recebemos,
É perdoando que somos perdoados
E é morrendo que nascemos para a vida eterna.

O problema de "morrer" ou de entregar-se ao eu é, para muitas pessoas, o sentimento de falta de confiança e vazio. Elas acumulam coisas para sentir-se plenas e realizadas. A incapacidade de perceber nossa plenitude a partir de dentro provoca a maioria dos vícios. Tornamo-nos dependentes de uma droga para afastar o vazio ameaçador, que entretanto nada mais é que um lençol cobrindo nossa IME. Na literatura psicanalítica, associa-se música a oralidade, uma espécie de nutrição psíquica ou preenchimento do espírito. A música pode ser usada para criar esse estado de plenitude e abundância, tanto dentro quanto fora. Da perspectiva oriental, música é espírito, Shakti, a energia criadora original. Nas antigas tradições espirituais, quando o sacerdote ou xamã empregava a música para invocar o favor dos deuses, tinha quase certeza de obter o que desejava. A música era uma forma de prece, cantada a partir de um espaço de integração — o cérebro esquerdo, linear, racional, e o cérebro direito, intuitivo, receptivo, emocionalmente desperto. Ambos trabalham em conjunto, num clima de devoção e sujeição à vontade divina. A música carrega a mensagem de cura e infunde em nós o aspecto criativo, motivo pelo qual o canto é tão poderoso. As velhas freqüências arquetípicas, reveladas aos místicos e profetas que vieram antes de nós, capacitam a realidade suprema a encarnar em forma humana.

Repetimos: a música é o quadro arquetípico da totalidade da vida. Conforme nos mostrou Hans Jenny, o som move a matéria. Dependendo do que cantamos, estabelecemos harmonia ou caos. Billie Holiday, por exemplo, interpreta canções sobre suas experiências de maus-tratos e abandono por parte dos homens, como fez também Janis Joplin. Suas biografias revelam muito sofrimento nos relacionamentos íntimos. Assim na vida como na música — ou vice-versa? E que dizer de Tupac Shakur, Biggie Smalls e Kurt Cobain? Os três viviam cantando a morte e a destruição. Será que essas opções musicais provocaram sua ruína? Por outro lado, a santa hindu Anandamayi Ma louvava constantemente o nome de Deus. Tornou-se um ser radioso, que curou milhões de pessoas.

Examine as canções com que mais se identifica atualmente. Sem dúvida, elas refletem diferentes aspectos de seu ser — conflitos não-resolvidos do passado, desejos e projetos do presente, sonhos do futuro. Se descobrir que está fixado num determinado estilo de música, para ouvir ou cantar — por exemplo, só *blues* ou só *death metal* —, talvez fosse conveniente investigar esse apego ao conteúdo das peças. Você está provavelmente amarrado a um complexo não-resolvido ou pólo negativo de uma dramatização de chakra. A exploração dessa polaridade graças ao exercício de *Tantra* Musical ou terapia expressiva pode conduzir a uma maior lucidez e, ainda, a uma diversificação de suas escolhas musicais (e energias de vida). É importante que você tome consciência daquilo que canta e daquilo que ouve. Nós criamos aquilo em que insistimos.

Canção de Abundância da IME

Como se vê, a música intensifica o poder da imaginação. Combinando imaginação, afirmação e música, você pode criar suas próprias canções de cura para manifestar maior abundância em todas as áreas de sua vida. Para compor uma música significativa, entretanto, deve haver coerência entre os dois hemisférios do cérebro. Uma das principais razões pelas quais não obtemos o que pedimos é a incongruência entre pensamento e sentimento com relação ao objeto de desejo. Criar uma canção de abundância dará a você a oportunidade de explorar cada aspecto (ego *versus* desejo da alma; o que você pensa necessitar *versus* seu bem supremo) e reunir todos de um modo que lhe assegurará aquilo de que precisa.

Agora, durante alguns momentos, reflita sobre algo que realmente deseje criar em sua vida. Pode ser um objeto material, como um novo carro ou apartamento, ou então melhor saúde, melhor relacionamento, etc. Seguem-se duas maneiras de criar a canção. Escolha a que achar mais conveniente.

Crie sua Própria Canção de Abundância

Deixe que a imagem daquilo que pretende criar ligue-se ao desejo localizado em seu plexo solar. Faça agora uma afirmação que capture a essência de seu desejo e expresse-a sucinta e vigorosamente, como: "Possuo um apartamento novo, bem-iluminado, bem-arejado e tranqüilo, que me permite viver com conforto e alegria, proporcionando-me um lugar onde posso realizar meus sonhos criativos." Finalmente, crie a melodia e o ritmo, para fornecer uma estrutura musical à sua nova Canção de Abundância. Grave-a, memorize-a e repita-a com sincero entusiasmo tantas vezes quanto possível. Esse será o caminho mais rápido para manifestar o desejo de seu coração.

Outra forma de criar a Canção de Abundância é concentrar-se totalmente na imagem e no sentimento de viver com aquilo a que você aspira. Improvise em seguida uma canção espontânea sobre a posse disso. Poderá fazê-lo *a capella* ou com acompanhamento rítmico-harmônico. Não se esqueça de gravar a música para aperfeiçoá-la e memorizá-la. Se a improvisação for muito longa e trabalhosa, selecione os versos mais importantes e transforme-os na sua Canção de Abundância.

Sean cantou a respeito de ter uma nova carreira musical como artista *solo*, em vez de seu verdadeiro papel como membro de um conjunto. Sem acompanhamento, afirmou ter a coragem de expressar a música de seu coração a milhares de ouvintes e disse da satisfação que teria ao ouvir os fãs acompanhando-o no *show*, ao ganhar dinheiro e ao gastá-lo. Irradiava alegria e entusiasmo enquanto improvisava sua canção e, mais tarde, contou-me ter certeza de que o que cantava era verdadeiro e no devido tempo haveria de concretizar-se. Mais tarde burilou os melhores versos da improvisação e elaborou-os numa peça que cantou duas vezes por dia durante vários meses. No prazo de um ano, observei uma maravilhosa transformação na vida desse jovem. Sua Canção de Abundância tornou-se uma realidade.

A Canção de Abundância também pode ser usada para criar uma mudança significativa na saúde. Érica, que há pouco teve um aborto e voltou a engravidar, criou a sua para garantir a saúde do bebê:

O Meu Útero

O meu útero é forte e saudável,
O meu útero é perfeito.
É um ninho para o meu bebê,
Um local que ele pode chamar de seu lar.
O meu útero é saudável e forte,
Como uma fortaleza numa tempestade,
Erguendo-se *fortiter et recte*.
Jamais me desamparará,
Pois é divino.

Ao criar uma Canção de Abundância, você pode encontrar resistência por parte de subpersonalidades nada cooperativas, que se sentem ameaçadas pela possibilidade de mudança.

Geórgia precisava de um financiamento de um milhão de dólares para iniciar um novo negócio na área de tecnologia. Nunca antes tivera uma empresa, mas sentia-se apta a estabelecer-se por conta própria. Quando começou a cantar a respeito de conseguir o dinheiro, sentiu-se bloqueada. A idéia de tomar o empréstimo de um milhão trazia-lhe grandes receios. Não sabia se conseguiria administrar aquele dinheiro. Explorando seus medos, deparou com a polaridade adulto *versus* criança. Utilizou o exercício de *Tantra* Musical para explorar cada um dos pólos e logo descobriu que sentia desprezo por sua parte adulta, prudente e responsável. Essa parte estava associada a cobiça, controle e amargura. Era uma parte que ela evitava. A parte infantil, no entanto, revelou-se vulnerável e carente, a condição usual de Geórgia. Ela levou algum tempo para separar a imagem distorcida do adulto do seu estado puro e permitir que o eu infantil fosse apoiado e orientado. Quando a integração das duas condições finalmente ocorreu, Geórgia criou sua Canção de Abundância. Esta proporcionou a estrutura para a capacitação, graças ao que ela pôde elaborar um projeto capaz de atrair investidores. Em menos de seis meses, estava bem adiantada nesse projeto.

Se você quiser criar um acompanhamento musical para secundar o desenvolvimento de sua Canção de Abundância, os seguintes instrumentos práticos serão úteis:

1. Crie uma *improvisação harmônica* simples no piano, harpa ou violão. A improvisação mais fácil e eficiente é uma forma de hino em lá menor na clave de dó, uma tríade em fá maior movendo-se para dó maior após dois compassos (quatro por quatro) em andamento de lento a médio. Cada frase da canção deve durar uma expiração completa.

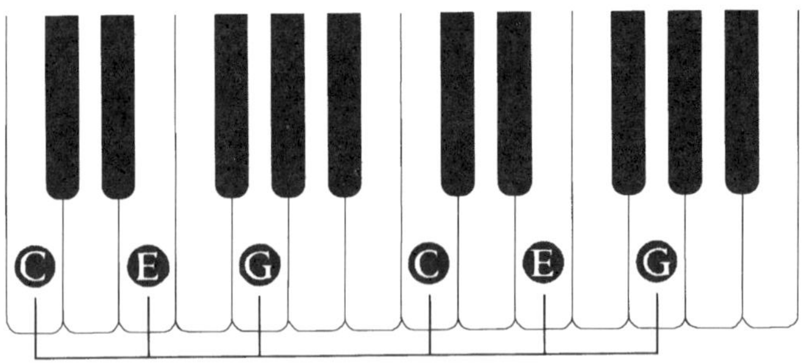

Acorde em dó maior

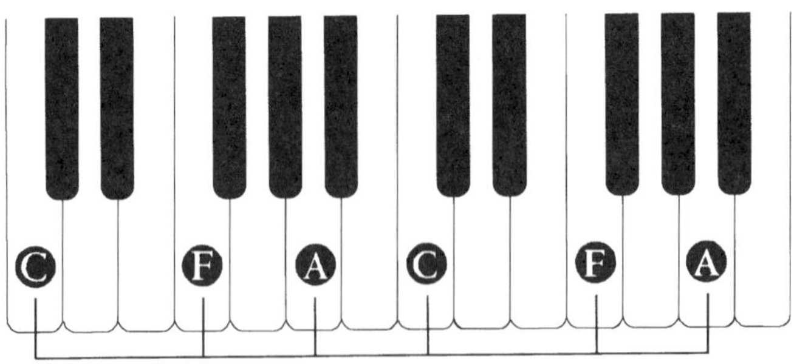

Acorde em fá maior

2. Crie uma *trilha rítmica* simples com um conjunto de bongôs, marimba, etc. A trilha rítmica provoca uma sensação de estrutura, continui-

dade e segurança enquanto se trabalha ao mesmo tempo com a canção elaborada e a improvisação livre. Você poderá usar uma bateria para criar trilhas rítmicas complexas — quanto mais sincopadas, melhor. Poderá também usar uma trilha composta por seu conjunto favorito de *hip-hop* ou *smooth-jazz*. Recrie-a com seus instrumentos de improvisação, grave-a e cante com ela sua canção de abundância. O mais importante é conservar o ritmo, para dar base sólida à improvisação.

Grave sua Canção de Abundância, ouça-a regularmente, trabalhe com as frases principais (as que carregam mais energia emocional), retoque-as e repita-as tanto quanto possível. A repetição gera mudanças na mente inconsciente. Você poderá também ouvir sua Canção de Abundância antes de ir para a cama à noite, pois assim a mensagem se entranhará ainda mais em seu inconsciente.

O Paradoxo Intelecto/Intuição

Desde épocas imemoriais, místicos, visionários e videntes de diversas religiões vêm tentando elucidar a experiência da esfera intelecto/intuição, que é o domínio da realidade transcendente. O que esses grandes mestres sempre descobriram, entretanto, é que quando a mente procura raciocinar a respeito de assuntos espirituais acaba gerando um paradoxo, já que o espírito acha-se além da mente. Assim, a linguagem simbólica e linear do cérebro esquerdo talvez não seja a melhor escolha para a exploração do reino do imaginário. Os adeptos da filosofia oriental aconselham-nos a ultrapassar a linguagem quando tentarmos alcançar estados superiores, já que a linguagem mantém a mente consciente no dualismo. O educador e teórico da comunicação Marshall McLuhan está certo ao dizer:

> O próximo passo lógico parece ser, não traduzir, mas ultrapassar a linguagem em favor de uma consciência cósmica geral [que] se aproxime do inconsciente coletivo [...] A condição de "imponderável", que segundo os biólogos promete a imortalidade física, deve acompanhar-se da condição de "inefável", capaz de conferir, em caráter perpétuo, a paz e a harmonia coletiva.[8]

A música vai além do símbolo. Uma vez que propicia imediata compreensão não-conceitual, surge como o meio perfeito para navegarmos no reino do imaginário. À medida que você trabalhar mais e mais com sua Inteligência Musical Essencial, cujo verdadeiro domínio é a imaginação ativa, será agraciado com a sensação marcante de que está próximo da resolução da polaridade — e, nesse estado, tudo pode acontecer, até mesmo os milagres. O médico visionário Larry Dossey escreve a respeito dos dois grandes domínios da cura: primeiro, as terapias do tipo racional/fazer (medicamentos, cirurgias), cujos resultados são explicados pela ciência; segundo, as terapias do tipo paradoxo/ser, cujos resultados parecem não provir de lugar algum.[9] É nesse domínio paradoxal que observamos a extraordinária eficácia da Inteligência Musical Essencial na cura do corpo, da mente e do espírito.

O principal paradoxo que vivenciamos no nível do intelecto/intuição é a necessidade de sujeição a um poder superior enquanto se assume plena responsabilidade pelo próprio crescimento psíquico e espiritual. Trata-se de uma encosta íngreme onde nos colocamos nas mãos de Deus e, ao mesmo tempo, cultivamos zelosamente comportamentos, pensamentos e sentimentos eficientes e saudáveis. É nesse nível que descobrimos estar em parceria com nosso Eu Superior. Aqui, aprendemos a testemunhar os dramas arquetípicos de nossa vida, enquanto invocamos uma conexão mais profunda com o verdadeiro propósito da existência. Em geral, só alcançamos esse nível de consciência depois de muitas tentativas e tribulações, que nos deixam cansados e céticos. No fim, ansiamos apenas por uma realidade mais estável. Outra prece útil, esta da tradição hindu, pode facilitar a escolha:

A Prece do Guru

Levai-me do irreal para o real.
Levai-me da escuridão para a luz.
Levai-me da mortalidade para a imortalidade.

Música, Símbolos e Estados Alterados

A esfera do intelecto/intuição é o reino da imaginação. A maneira mais eficiente de ter acesso a ela consiste em modificar nossas ondas cerebrais, passando de estados mais normais de consciência (*beta*, pensamento; *alfa*, concentração relaxada) para o estado hipnagógico, *theta*, também conhecido como estado alterado de consciência. Esse estado onírico de transição ocorre normalmente quando estamos prestes a adormecer ou quando despertamos. O estado *theta* pode também ser induzido pelo relaxamento profundo, a hipnose, o sonho xamânico e, é claro, a audição intencional de música e a improvisação.

Quando você expressa a verdade de seu ser por meio da improvisação musical (como no exercício de *Tantra* Musical), opera naturalmente a partir do estado *theta*. Nesse caso, tem acesso direto ao inconsciente pessoal e coletivo. No nível coletivo, recebe mensagens simbólicas arquetípicas que ajudam a expandir a realidade e fornecem mais energia para o crescimento criativo. Você poderá ainda plantar sementes curativas graças à afirmação e à visualização, mudando assim a direção de sua vida.

Quando você opera no nível *theta*, fica também em contato com material sombrio e reprimido. Como deve ter experimentado ao praticar o exercício de *Tantra* Musical, é muitas vezes esse material escuro e fragmentado (lembranças, sentimentos, desejos) que esgota boa parte de seu poder. Quando os materiais luminosos e sombrios são contemplados do nível do intelecto/intuição, porém, nós finalmente compreendemos que uns complementam os outros, podendo ser neutralizados ou transformados pela Inteligência Musical Essencial. A prática diária de meditação ou auto-hipnose poderá ajudá-lo muito a cultivar esse estado avançado de serenidade.

A imaginação é ao mesmo tempo a fábrica e o depósito dos símbolos arquetípicos que funcionam como acumuladores, receptáculos, preservadores e transformadores de energia psicológica dinâmica. São, por assim dizer, os tijolos da manifestação criativa. Reflita um pouco sobre os símbolos que têm significado especial para você (Sol, Lua, árvores, animais selvagens, divindades, castelos, dinheiro). Quando você visualiza conscientemente um símbolo, ele aciona processos psicológicos inconscientes.

Por exemplo, visualizar uma rosa quase sempre significa abrir o chakra do coração, bem como externar sentimentos de admiração, perfeição e amor incondicional. Quanto mais tempo você gastar visualizando a rosa e abrindo-se para sua mensagem simbólica, maior será o impacto que ela provocará na sua consciência. Talvez, mesmo, conclua ser possível fazer com que a luz de seu Eu Superior abra as pétalas à volta de seu chakra do coração para que sua beleza interior se revele. (Isso é tremendamente eficaz em termos de cura, sobretudo se você foi muito ferido e construiu uma parede protetora ao redor de seu coração outrora confiante.) Visualizando símbolos e internalizando suas significações e poder, você obterá mais tarde a integração entre os elementos conscientes e inconscientes de sua personalidade, como também entre os dois hemisférios de seu cérebro.

Ouvir música num estado alterado de consciência é uma maneira eficaz e agradável de explorar a imaginação. Nesse estado de descontração profunda, as mensagens arquetípicas codificadas na música e no som ganham vida sob a forma de símbolos, sentimentos, lembranças e imagens que nos conduzem a níveis mais acurados de autopercepção e transformação. Ouvindo música num estado alterado, você verá a imagem desdobrar-se, sentir-lhe-á o impacto na consciência e, como nos sonhos lúcidos, modificará os cenários à vontade. Para confiar no aspecto inteligente da IME, entretanto, o melhor é obedecer ao movimento do material simbólico evocado pela música (em vez de manipulá-lo) e deixar que ele o leve aonde você precisa ir.

O exercício seguinte utiliza o esquema do processo em seis passos de ativação da IME a fim de ajudar você a alcançar um estado alterado de consciência e empregar a música para evocar imagens que expandam sua consciência e facilitem a cura.

Visualização Musical Mágica

1. **Identifique o problema.** Determine o que você deseja explorar. Isso poderá incluir tópicos genéricos como expansão da consciência, fruição da natureza, um lugar calmo ou uma mudança criativa; e ainda problemas específicos como solidão, tristeza ou relacionamento difícil. Você poderá também explorar questões especiais referentes às polaridades de chakra, como jornada do herói, devoção, proficiência, compaixão ou busca de prazer. (Atenção: uma vez que você mergulhará num estado de profundo relaxamento e abertura, não tente explorar traumas; será melhor abordá-los com a ajuda de um terapeuta experiente.)
2. **Tome consciência de seu valor.** Afirme que é merecedor de estados superiores de consciência e capaz de resolver seus problemas. Saiba que, independentemente do que possa acontecer durante o exercício, você será afetuosamente amparado pela música e orientado no rumo de seu supremo bem.

3. **Tenha iniciativa.** Depois de escolher o cenário ou o problema a explorar, selecione a música que encarne a carga emocional, os padrões de energia/respiração e os elementos de chakra relacionados ao problema. Poderá utilizar os métodos de seleção musical descritos no Capítulo 3: os circuitos de energia/respiração ou a teoria dos cinco elementos do chakra. Para encontrar a música mais apropriada ao exercício de Visualização Musical Mágica, convém optar por música instrumental, que reflete arquétipos puros de energia sem contribuição mental, o que não acontece com peças cantadas. O estilo clássico funciona bastante bem para evocar imagens, sobretudo quando programático (Franck, Tchaikovsky, Mahler, Sibelius), romântico (Chopin, Schumann, Schubert, Mendelssohn) ou que desperte fortes reações emocionais (Brahms, Stravinski, Wagner), além de música com elementos folclóricos (Messiaen, Bartok). Alguns tipos de música *new age* (Kitaro, Yanni, George Winston) também conseguem criar a experiência de espacialidade para a viagem e a exploração interior. Depois de escolher uma ou mais peças de música (que devem durar de vinte a quarenta minutos), programe-as na ordem apropriada em seu aparelho de som. Exemplos de músicas para as sessões de visualização, que refletem polaridades no chakra do coração, são o *Largo* da Sinfonia nº 9 de Dvorak, *Dives and Lazarus*, de Vaughan Williams, e o *Adagietto* da Sinfonia nº 5 de Mahler. (Ver Apêndice III para sugestões.)
4. **Conecte-se com o chakra da garganta.** Depois de selecionar a música, sintonize seu centro de receptividade e expressão. Sinta-se aberto à orientação de seu Eu Superior e afirme que se deixará guiar pela música.
5. **Expresse-se.** O que se segue é adaptado do método "Música e Visualização Orientadas", desenvolvido pela pioneira em terapia musical dra. Helen Bonny.[10] Encontre um lugar tranqüilo, onde não vá ser perturbado por pelo menos uma hora. Com o controle remoto à mão, deite-se e relaxe profundamente todas as partes de seu corpo, da cabeça aos pés. Em seguida, conte regressivamente de dez a zero. A cada número, irá se sentir mais e mais descontraído. Quando chegar ao zero, estará completamente relaxado.

Por exemplo: Dez... Estou me sentindo cada vez mais relaxado. Nove... Estou calmo. Oito... Estou me relaxando profundamente. Sete... Calmo e em paz. Seis... Mais calmo, mais em paz. Cinco... Sinto-me pesado, aquecido e confortável. Quatro... Mais e mais relaxado. Três... Sinto-me muito sereno. Dois... Meus músculos parecem gelatina. Um... Estou mergulhando cada vez mais. Zero... Relaxamento profundo.

Imagine-se deitado na relva. Sinta a textura da grama fresca sob seu corpo; ouça o som maravilhoso do canto dos pássaros e do sussurro do vento; passeie os olhos pelo azul luminoso do céu e pela folhagem verde. Quando se sentir identificado com a relva, invoque um símbolo que lhe dê mais poder e lucidez para manifestar o próximo passo no caminho da cura. Agora, ligue a música.

A música, em geral, ativa nossa imaginação visual; mas nem sempre. Algumas pessoas experimentam apenas sensações cinestésicas ou emoções fortes em estados alterados. Esse material simbólico também é importante. Cultive a experiência e observe como ela se desdobra. Quando aparecer na tela de sua imaginação um símbolo que tenha significado especial para você, interaja com ele e veja o que acontece. Talvez você queira travar um diálogo com esse símbolo. Com a estrutura inerente à música apoiando-o, peça ao símbolo que revele sua verdade. Se ele o conduzir a um lugar assustador ou desconfortável, poderá facilmente voltar à realidade normal abrindo os olhos e utilizando a respiração para firmar-se.

Finda a música, saia do estado alterado da mesma maneira que penetrou nele, trazendo consigo qualquer material simbólico importante. Mexa suavemente os dedos das mãos e dos pés, esfregue as palmas e cubra os olhos com elas, olhando por entre os dedos até conectar-se à realidade normal. Tenha à mão lápis e papel de desenho. Trace um vasto círculo e preencha-o com as imagens ou símbolos que trouxe de sua jornada.

6. **Agradeça.** Passe algum tempo processando a experiência e registre no Diário de Percepção Sonora e Musical quaisquer impressões significativas que teve. Reconheça o poder de sua Inteligência Musical Essencial como ponte transformadora entre os mundos interior e exterior.

A prática do exercício de Visualização Musical Mágica costuma trazer à tona temas muito significativos. Por exemplo, Constance, viajante experiente do mundo simbólico, sentiu-se perdida depois de um penoso rompimento com seu namorado de longa data. Quis explorar esse sentimento usando o exercício de Visualização Musical Mágica. Escolheu *Paisagens Interiores* (música sacra), tocada em tom etérico com gongos, sinos e pandeiros. Essa composição, que se parece mais com quadros sonoros do que com música, engloba a vastidão do espaço. Não apresenta melodia ou harmonia particulares, o que deixa o caminho aberto para inúmeras imagens.

Durante os primeiros minutos de audição, Constance sentiu uma dor física na área pélvica. Depois que a música terminou, ela se pôs a criar sua mandala. Vieram-lhe lágrimas aos olhos quando soluçou: "Não quero ficar sozinha." Compreendeu logo que a dor pélvica refletia um conflito persistente ligado ao medo do abandono (segundo chakra). Explicou que a música ajudara-a a fazer contato com um pesado sentimento de solidão no espaço. Sua visualização fora "um mundo bizarro, estranho, de vidro", que ela vivenciou como assustador e penoso. Sempre evitara entrar nele por meio de constante envolvimento em relacionamentos nos quais mergulhava fundo com seu parceiro, perdendo-se a si mesma.

Quando você pratica o exercício de Visualização Musical Mágica, permite que a música expresse sua condição do momento. A música levou Constance para onde ela precisava ir, no caminho da cura. Ela explicou mais tarde: "A dor fez com que uma parte de mim nascesse: o desejo de poder ser solitária. Mas antes precisava encontrar esse poder." Na seqüência da música, Constance viu surgir um novo tipo de simbologia: água, natureza, lembranças de Topanga Canyon (um lugar seguro para ela), um leão deitado junto de um cordeiro, um útero prestes a dar à luz. Desenhou esses e outros símbolos significativos na sua mandala, utilizando apenas o vermelho-alaranjado e o púrpura. Depois de desenhar os símbolos, associou o púrpura (que representava seu ego) ao vermelho-alaranjado (que representava a terra), cores que, misturadas, dão o marrom. Essa cor fez com que Constance se sentisse integrada e sólida. O marrom, para ela, continha todas as cores, o que gerou em seu ser a sensação de plenitude.

Quando praticamos o exercício de Visualização Musical Mágica, a música geralmente suscita símbolos que refletem o trabalho que precisamos executar, além de seres e objetos arquetípicos que podem ser fonte de orientação e transformação. Recebemos poder e energia de nossos símbolos interiores — água, animais selvagens, cores específicas, montanhas e personagens arquetípicas. A primeira vez que pratiquei esse exercício, fui saudada por uma imagem da Divina Mãe, figura radiante que preenchia toda a extensão de minha tela interior com imensa energia de afeto, vivacidade, amparo e amor. Meu corpo pulsava com a vibração da imagem. Os sentimentos concretos de amplitude, amor, admiração e segurança permaneceram comigo muito depois do episódio e continuam a enriquecer minha vida sempre que o recordo.

Mas o exercício de Visualização Musical Mágica só estará completo depois de você processar a experiência com o desenho da mandala, a improvisação musical, o movimento ou a poesia. Se tiver inclinações artísticas, a mandala será um meio eficiente de absorver a experiência. *Mandala* significa "centro, circunferência ou círculo mágico". Carl Jung associava a mandala ao *self*, centro da personalidade total. Afirmava que ela revela a ânsia natural de vivenciar nosso potencial, de desdobrar o padrão de nossa personalidade como um todo.

Durante o exercício de Visualização Musical Mágica, a música abre a porta para que contatemos ativamente a esfera dos arquétipos. Mais tarde, exprimindo pelo desenho da mandala aquilo que descobrimos nesse local até então desconhecido, nós de fato criamos um recipiente vivo para que esses conteúdos profundos do eu se desdobrem e desenvolvam. A mandala, em si mesma um círculo, é simbólica. Representa um espaço de transformação tangível onde somos nós próprios e um lugar aonde sempre podemos regressar para prosseguir explorando e desvendando significados simbólicos.[11]

Descrevendo os efeitos posteriores do exercício, Constance relatou que já conseguia lidar bem com o medo de ficar sozinha. "Graças ao exercício, senti-me plena comigo mesma. Não quero mais me relacionar com nenhum homem nesse patamar de frieza e vazio [...] Compreendi que, no meu último caso amoroso, agi mal porque estava desesperada. Integrei as montanhas, as estrelas, as flores e o leão com o cordeiro ao centro de meu ser. Todas essas imagens deram vida a um bebê elétrico de criatividade."

A imagem do "bebê elétrico" representava a Divina Criança que é incondicionalmente amada e protegida, e que ligará Constance à fonte eterna de amor e orientação localizada em seu Eu Superior. Contatando a Inteligência Musical Essencial graças ao exercício de Visualização Musical Mágica, Constance começou a encher-se de energia anímica, que é o ingrediente mais eficaz para a transformação do vazio interior.

A autotransformação é um caminho longo e às vezes árduo. Leva tempo modificar hábitos e escapar às preocupações do ego, mesmo com a ajuda do poder alquímico da IME. Também a exploração da esfera dos arquétipos e das polaridades de cura parece durar uma eternidade. No entanto, se a sua consciência estiver centrada no nível do intelecto/intuição, toda extensão de tempo (paradoxalmente) decorre no eterno agora.

Os estudiosos do zen têm um lema estimulante: "Antes da iluminação, corte lenha e busque água; depois da iluminação, corte lenha e busque água." O segredo para percorrer com sucesso o caminho musical consiste em aceitarmo-nos tais quais somos agora mesmo e não apenas quando tivermos descoberto o que nos aflige. Caminhar nessa senda com espírito de auto-aceitação, paciência, curiosidade e esperanças positivas é caminhar com alegria. Examinaremos esse estado de grata bem-aventurança no próximo capítulo.

Capítulo 7

A Música da Bênção

Senti-me como que espraiado
Sobre tudo o que se move — e sobre tudo o que parecia imóvel.
... Não vos espanteis
Com semelhantes transportes, pois em todas as coisas
Vi uma só vida e senti que ela era alegria.

— *William Wordsworth*[1]

No nível do intelecto/intuição, você conheceu o poder de sua Inteligência Musical Essencial para resolver polaridades básicas arquetípicas que, anteriormente, o mantinham preso ao ego. No processo de solucionar algumas dessas polaridades, você automaticamente se abriu para o sublime estado do ser — a onda de serenidade que de pronto nos coloca em contato com nossa natureza essencial e é bênção, consciência e beleza. Nesse estado de ser, a IME está constantemente cantando. Talvez, pela prática diária da meditação musical e de outros exercícios musicais de profundidade, descritos neste livro, você haja também penetrado na esfera para além dos sentidos e experimentado o indescritível silêncio que os yogues chamam de "som sem som" no interior do coração. E é ali que você evocará por fim a bênção, que é a sua condição natural de ser.

A esfera da bênção é um centro de pureza e inocência. Lembre-se das palavras de Jesus: "Sede como as criancinhas e herdareis o reino dos céus." A bênção é, com efeito, o nível da mente do principiante, livre de tribulações presentes e futuras, um estado de absoluta confiança em que todas as nossas necessidades estão sendo atendidas e um lugar no qual todos os medos se dissolvem na essência harmonizadora do amor.

Em certo sentido, a ignorância é bênção. Pessoas que não pensam nem remoem demais parecem bem mais felizes que as outras. A mente nos aprisiona em suas eternas perplexidades e, quando estamos em suas garras, somos incapazes de contemplar a realidade maior. Se você existe num local mais instintivo, conectado ao Eu Superior, está livre das limitações da mente. Quando improvisa ou mergulha profundamente na audição da música, ultrapassa o nível mental. É o que faz a IME. Ela está além da esfera reflexiva e prende-se à sua capacidade de ceder a uma realidade superior, de aceitar seu bem supremo. Assim, quando você transcende as fronteiras mentais, entra imediatamente em contato com o cerne de seu ser, que é bênção. A música é a chave que abre naturalmente a porta.

O Invólucro Paradoxal

Se os invólucros são como as camadas de uma cebola, a bênção é aquilo que temos quando todas essas camadas são removidas. Ela está aí o tempo todo, mas temos de tirar o revestimento que esconde sua luz radiante. Por isso organizei o presente livro utilizando o esquema dos invólucros. O invólucro do intelecto/intuição está próximo do nível da bênção, mas ainda bloqueia sua luz. O invólucro da mente recobre o intelecto/intuição, afastando-nos da bênção. O invólucro da energia/respiração recobre a mente; o do corpo mascara o da energia/respiração. Quanto mais alto você estiver na grande cadeia do ser,[2] mais perto ficará da experiência da bênção. Terá de enfrentar os desafios de cada nível antes de verdadeiramente conseguir exprimir, de um modo constante, o estado de bênção em sua vida.

Paradoxalmente, embora constituam níveis hierárquicos, os invólucros são ao mesmo tempo fluidos e permeáveis, permitindo-nos vivenciar a bênção a qualquer momento, ainda quando não conseguimos superar por completo os desafios dos outros invólucros. A tarefa transformadora não é linear; afeta instantaneamente todo o nosso ser. Esse conceito é um dos elementos capitais dos níveis superiores de consciência. Depois que transcendemos a mente, o tempo decorre todo no eterno agora. Não há limites para a transformação e a união com o ser. Isso explica por que algumas pessoas se curam espontaneamente. Todos os invólucros são banhados pela luz do eu ao mesmo tempo: por exemplo, o paciente de câncer às vezes experimenta uma cura instantânea. Isso pode ser considerado um milagre — ou um mero paradoxo. Você não precisa resolver penosamente cada problema insignificante que se atravessa no caminho da consciência superior, mas nem por isso deve deixar de esforçar-se.

Em suma, a cura não é necessariamente mágica, mas pode ser. Eis a natureza do paradoxo, o mistério do que pode acontecer quando você vai além da mente. Como vê, sua Inteligência Musical Essencial lembra um rio que atravessa todos os invólucros, esperando pacientemente que você determine a integração em todos os níveis. Seu fim último é reconduzi-lo à fonte, o oceano eterno da bênção.

Canalização da Música da Bênção

A bênção se parece com o arrebatamento, a sensação que tem o artista de não estar simplesmente tocando música, mas servindo de veículo para a expressão de uma informação arquetípica oriunda de uma fonte superior. O arrebatamento artístico relaciona-se à canalização, que é a capacidade de pôr de lado a mente pensante a fim de captar mensagens do Eu Superior e partilhá-las com outras pessoas por intermédio do processo criativo.

Eu, por exemplo, quando improviso ao piano, mergulho às vezes num estado de arrebatamento em que me vejo a tocar ritmos exóticos e harmonias sobrenaturais, absolutamente estranhos à minha natureza. Meus cachorros, sem dúvida os maiores fãs que tenho, quase sempre respondem a essa mudança de consciência espetando as orelhas e olhando à volta como se percebessem outra presença. E, enquanto a música dura, ficam hipnotizados.

Nesses momentos de conexão com uma força superior, nós de fato canalizamos alguma realidade profunda ou energia arquetípica. Certos animais — sobretudo cães e gatos — podem sentir isso porque estão mais naturalmente sintonizados com o som e a música do que os humanos. Eu percebo a informação que flui através de mim durante esses momentos de êxtase como um dom que aprimora minha capacidade de comunicação musical com os outros e de compreensão do que eles me dão musicalmente. A canalização me permite sentir que faço parte de algo bem maior, mais poderoso e mais radiante do que jamais serei — e que, paradoxalmente, *sou*.

A Bênção Natural

Certas localidades podem evocar a experiência de bênção. Para mim, Big Sur, na costa central da Califórnia, é um desses lugares. Os aparentemente infinitos quilômetros de beleza selvagem — montanhas, oceano, floresta, céu — misturam-se numa única estrutura deliciosa. Para onde se olha, há serenidade. A primeira vez que visitei Big Sur, perguntei a meu amigo, um índio californiano, onde era a cidade. Respondeu que não havia cidade nenhuma. Na verdade, por ali não havia sequer *onde*. Isso, a meu ver, era o resumo da esfera da bênção. Não há para onde ir, simplesmente porque já se está lá. De igual modo, a bênção não é uma coisa para alcançar amanhã. Podemos tê-la agora, neste momento. Não é necessário lutar pela bênção; podemos celebrar o eu essencial aqui e agora — e a música vem a calhar para isso. Sintonizando a Inteligência Musical Essencial, ficamos totalmente presentes e *vivenciamos* o instante, em vez de lamentar o passado e temer o futuro.

Técnicas para Alcançar o Estado de Bênção

A bênção desce sobre nós em momentos de silêncio. Mas muitas pessoas jamais consideram seriamente os benefícios de silenciar. Na tradição da yoga, contudo, a capacidade de chegar ao silêncio interior constitui um passo necessário para a iluminação. Nos meus primeiros tempos de prática da meditação e da cura com música e som, pedi ao meu professor de meditação que me instruísse no *nada* yoga (a ciência do som). Esperava anos de mantras e *yantras* difíceis, além de posturas yóguicas impossíveis. Não obstante, sentia-me pronta para o próximo nível. Para minha surpresa (e alívio), o professor recomendou-me encontrar um local tranqüilo na natureza, onde apenas deveria ouvir. Ali, disse ele, tudo me seria revelado. "Só isso?", pensei. "Só sentar e escutar?" Ficar sentada e quieta por longos períodos era demais para uma garota típica de Nova York. O professor aconselhou-me a passar dois dias em reclusão, sozinha comigo mesma, sem conversar com ninguém, sem ler nenhuma literatura secular nem expor-me a nada que exigisse pensamento ou planejamento egótico. Deveria ter um prazo para a auto-reflexão, para vivenciar-me de momento a momento, para abismar-me inteiramente no silêncio.

Essa instrução lembrou-me o estranho silêncio que meu amigo Bob e eu experimentáramos anos antes num acampamento das montanhas Sangre de Cristo, sul do Colorado, quando os gelos do inverno começavam a derreter. Eram as férias de primavera e Bob e eu, então estudantes da Universidade da California-Boulder, decidimos visitar uma escola alternativa de ensino *superior* — situada a mais de três mil metros acima do nível do mar! Com roupas e suprimentos suficientes para uma semana, chegamos a uma trilha afastada da montanha e caminhamos quase dez quilômetros mato adentro. Chegamos a uma clareira onde Bob montara duas barracas grandes em propriedade particular, uma para dormitório e cozinha, outra para armazenamento. Não havia ninguém num espaço de quilômetros ao redor. Estávamos inteiramente sós; nem sequer existia um parque nacional nas imediações.

Depois de dois dias de completo isolamento na natureza, que passamos imersos em cada aspecto dos cinco elementos — terra, sol, ar primitivo da montanha, água fresca das fontes, comida orgânica, estrelas brilhantes à noite —, descobrimos que não podíamos falar. Não havia nada a dizer. Ambos imergimos em estados alterados de serenidade absoluta. Tudo o que fazíamos era abençoado: até despejar água na caneca e bebê-la tornou-se uma experiência fascinante.

Cinco dias depois, chegou a hora de voltarmos para casa. Durante as seis horas de estrada até Boulder, não pronunciamos uma palavra. Entre nós havia como que um halo. Quando entrei em meu apartamento e minha colega de quarto me saudou, ainda não consegui falar. Olhei-me ao espelho do banheiro e percebi que estava diferente. Não havia linhas de preocupação em meu rosto; eu parecia pura e inocente como um bebê. Levei dois dias para voltar a falar e, mesmo assim, tinha de lutar contra a vontade de *não* dizer coisa alguma. Para uma garota urbana, que nunca tivera seu espaço privado, havia, percebi-o bem, muito mais que falar, fazer, acumular e realizar. Sabia que nunca mais voltaria a ser a mesma.

Eu já não me lembrava dessa experiência quando o professor sugeriu-me a idéia de planejar conscientemente meu próprio retiro silencioso. Espero que você também queira conhecer esse tipo de bênção.

A prática do silêncio envolve um compromisso de tempo durante o qual você não fala, não lê, não pensa e não planeja nada relacionado ao seu dia-a-dia. É um prazo para a introspecção e a contemplação dos motivos de estarmos neste mundo, para o exame de nossa vida interior, para o aprendizado de marcarmos presença plena em nosso corpo e para o mergulho na realidade de quem de fato somos. Sugiro que você faça um voto estabelecendo quando irá começar e terminar o período de silêncio, lançando-o por escrito. Planeje o retiro por um prazo em que não será perturbado nem tentado a mudar de idéia. Poderá começar com um dia inteiro, depois três, depois cinco. O local ideal para o retiro é um *ashram* ou centro de meditação, onde a beleza e a serenidade do ambiente tornarão a experiência bem mais convidativa.

Retiro de Silêncio

Nossos anos ruidosos parecem instantes
na essência do silêncio eterno.
— William Wordsworth

Leve consigo o Diário de Percepção Sonora e Musical e reserve um tempo para registrar idéias, sentimentos e revelações que porventura brotarem de seu eu profundo. Afora isso, evite quaisquer atividades exceto caminhadas de meditação, contemplação dos cinco elementos, audição da voz interior, contato com a IME e necessidades normais como comer, dormir, tomar banho e prática espiritual diária. Observe, ao final do primeiro dia, todas as mudanças ocorridas nos sentimentos, estados energéticos, padrões mentais e sensações físicas. Sem dúvida, você obterá maravilhosos resultados.

A prática do silêncio não é fácil. Muitos de nós temos o vício de atulhar o espaço à nossa volta com revistas e jornais, programas e filmes de televisão, horas e horas na internet. Os meios de comunicação perturbam nossa capacidade de obter paz. Além disso, muita gente não se sente viva se não trocar idéias o dia inteiro com os outros.

Com essa torrente inesgotável de dados a preencher seu espaço psíquico, o silêncio pode mesmo ser um choque para seu sistema! As pessoas costumam experimentar variados graus de ansiedade quando se encontram sozinhas no vazio criativo. É a hora perfeita para entrar em contato com a Inteligência Musical Essencial. Assuma a postura de testemunha e observe seus medos em vez de identificar-se com eles e permitir que controlem seu comportamento. Depois de distanciar-se um pouco desses medos, ative sua capacidade de discernimento e elimine todos os sentimentos e pensamentos irracionais e triviais. Outro modo de lidar com a ansiedade é encarar o medo musicalmente, graças à improvisação. Com a prática, você conseguirá mergulhar no silêncio e permitir que sua doçura o inunde com indescritível alegria.

O Canto como Caminho para a Bênção

No princípio era o verbo, e o verbo era Deus.
O Verbo sussurrava na ramagem,
Cantava nas árvores, rodopiava no espaço.
Para imitar esse som, o homem formou as vogais
E, segundo a Cabala, encontrou nelas o nome de Deus.
— *Anônimo*

Outra maneira de penetrar os invólucros e alcançar a bênção é o canto. Desde tempos imemoriais, pessoas no mundo inteiro cantam para reverenciar e invocar o Divino. Na maioria das tradições espirituais, os vocábulos e os sons que constituem os cânticos são, tipicamente, mantras seminais ou fórmulas de poder que podem ser percebidos como manifestações diretas da consciência divina. Quando cantamos, a repetição rítmica da frase musical conduz a mente para um estado alterado de consciência. Aqui, podemos nos tornar uma só coisa com as verdades universais expressas por intermédio do canto, o que nos dá a experiência de uma alegria imensurável.

O segredo da obtenção da bênção graças ao canto consiste em nos curvarmos à pulsação universal inerente aos nossos ritmos respiratórios naturais (ser), em lugar de cantar segundo a batida (fazer). Nesse estado mental, você *deixa* o canto acontecer, não o *faz*. Uma vez conectados à pulsação universal, todos os nossos ritmos naturais entram em sincronia a fim de criar um senso de coerência interna que leva à clareza, harmonia e êxtase. Você saberá se fez mesmo esse contato quando seu corpo começar por si próprio a movimentar-se de acordo com a pulsação. A ativação das energias nucleares da medula costuma provocar movimentos catárticos e alívio emocional, que podem naturalmente gerar estados de êxtase.

Cânticos de diversas tradições espirituais levam você a um estado de bênção. Os que se seguem são alguns de meus favoritos. Você poderá entoá-los como prelúdio para a meditação e a yoga, ou sempre que necessitar de uma pausa de bem-aventurança. Se preferir cantar com outros, entre para um grupo de yoga que ofereça sessões de canto (*kirtans*) ou organize o seu próprio coral. Não há como fugir: quanto mais você entoar os cânticos que acha mais significativos, mais abençoado se tornará.

Os primeiros cânticos que pratiquei foram os recomendados pelo místico ocidental Edgar Cayce.

YA HE VA HE. (Iá rei Vá rei) Cayce afirma que essas sílabas são a capacidade para conhecer a própria singularidade e, ao mesmo tempo, a unicidade com o infinito.

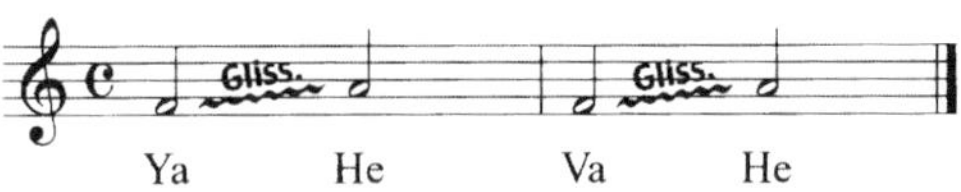

ARE RE OM. (Á rei om) Esse cântico é entoado numa única nota no curso de uma expiração. Ajuda-nos a absorver o amor do Ser Absoluto.[3]

Os cânticos que se seguem são tradicionais e muito conhecidos, provenientes de diversas tradições espirituais. Sugiro que você escolha um deles e cante-o durante duas semanas ou meses (ou anos!), para que seu significado seja aos poucos absorvido e integrado à trama de sua mente inconsciente. Quanto mais você o praticar, mais perceberá sua harmonia e influência curativa em todas as áreas da vida.

NAM MYOHO RENGE KYO. (nan nai-Io-ro Renguel Ki-ío) Cântico japonês repetido rapidamente em um tom por um período de dez minutos ou mais, trata-se de uma prática importante no budismo Nichiren Shoshu. É dedicado à lei última de causa e efeito por intermédio do som. Os prosélitos repetem essas palavras em seus altares todas as manhãs e tardes, como também nas ocasiões em que precisam concentrar-se.

OM NAMAHA SHIVAYA. Mantra sânscrito muito cantado, dedicado a Shiva. Pode ser traduzido como "Reverencio o divino interior".

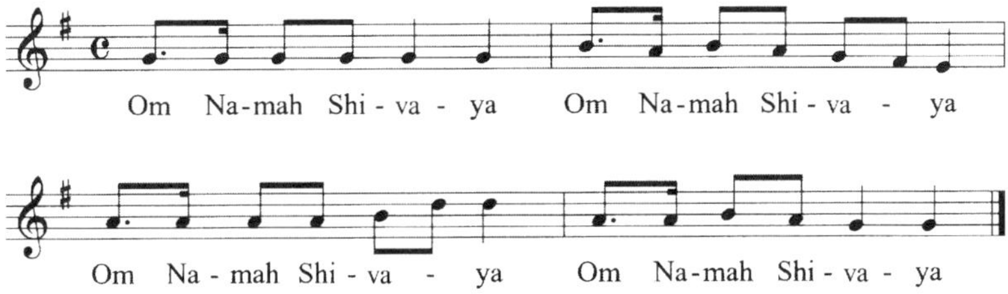

LA ILAHA ILLALLAH HU. (la il-LA-rá il-LA-lá-lá-á-Ru) Cântico tradicional sufi que significa "Não há Deus senão Deus". Em geral, é entoado durante as cerimônias de recordação (*zhikrs*). Canta-se lentamente a princípio, numa altura só, com a cabeça girando para a direita e para cima (LA ILAHA), depois para baixo e para a esquerda (IL LALLAH HU). Diz-se que esse gesto "põe Deus no coração".

O advogado e cantor Robbie Gass cita o sufi Murshid Elias Amidon em sua descrição do *zhikr*: "Relembrar quem somos, relembrar Deus e trazer o Divino para a consciência através da música."[4] Para mim, essa é também uma definição perfeita da Inteligência Musical Essencial.

OM TARE TUTARE TURE SVAHA. (om TA-rá TU-tá-rá TU-rrey svá-rá) Este é um mantra Verde Tara (budista) que ajudará você a desenvolver a compaixão por todos os semelhantes, independentemente de sua posição na vida. É cantado em ciclos de 108 vezes e, ao que se diz, elimina o sofrimento dos que o entoam.

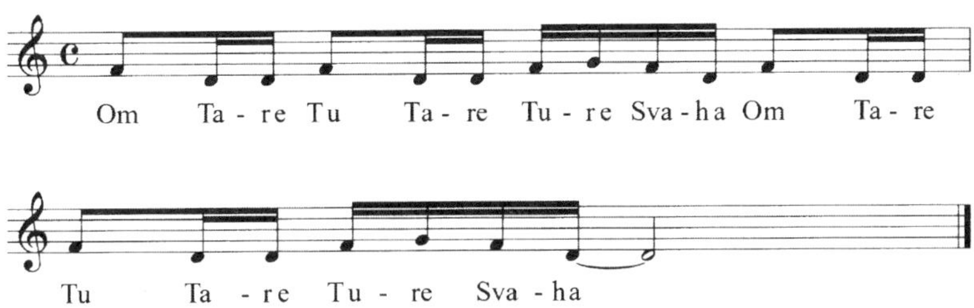

OUVE, OUVE, OUVE. Grande cântico devocional de Paramahansa Yogananda.

Ouve, ouve, ouve a canção do meu coração.
Ouve, ouve, ouve a canção do meu coração.
Nunca te esquecerei, nunca te abandonarei.

Nunca te esquecerei, nunca te abandonarei.
Ouve, ouve, ouve a canção do meu coração.[5]

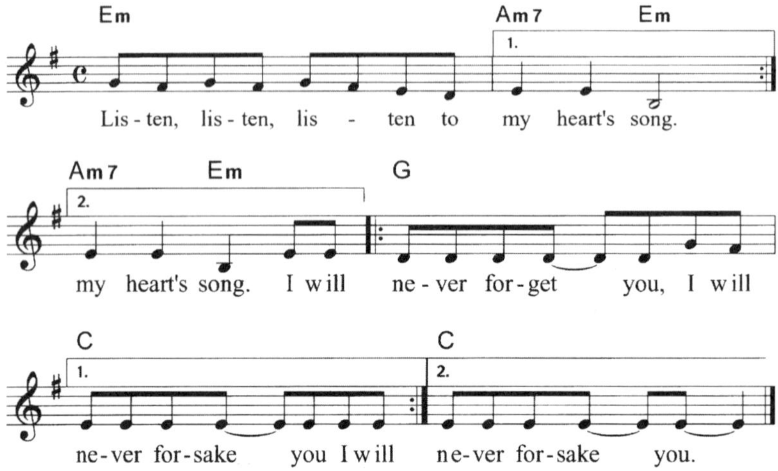

ALELUIA. Significa "Louvemos o Senhor". Pode ser arranjado em harmonia de quatro partes segundo a melodia do Cânone de Pachelbel.

GATE GATE PARA GATE PARA SAM GATE, BODHI SVAHA. (Gá-tei Gá-tei PÁ-rá SAHM gá-TEI Bódi SVÁ-rá) Este cântico encarna os ensinamentos do Buda sobre a natureza ilusória da realidade e o caminho do sofrimento para o despertar. Significa: "Vai, vai. Vai além. Vai além do além."

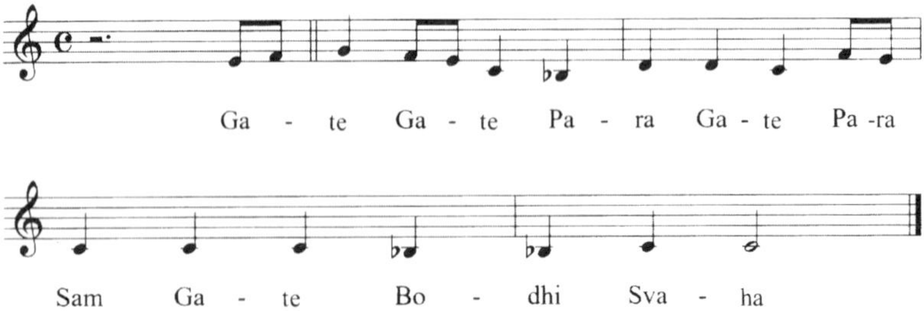

Produção de Harmônicos

Uma das maneiras de ingressar no estado de bênção durante o canto é a produção de harmônicos. Os harmônicos são uma série de tons altos e quase imperceptíveis que se originam de um único tom fundamental. Quando soam juntamente com o tom fundamental, criam uma harmonia. Os harmônicos dão a cada instrumento musical seu som e colorido peculiares. Eles também são produzidos quando cantamos e podem ser percebidos melhor quando salmodiamos. Sempre que emitimos um tom, há a possibilidade de criar um ou dois harmônicos adicionais ao mesmo tempo, dependendo da vogal enunciada e da conformação de nosso palato. Esses tons altos falam diretamente ao âmago de nosso ser, lembrando-nos da harmonia essencial que existe tanto dentro quanto fora de nós. Embora o efeito dos harmônicos seja muito sutil, você poderá ouvi-lo e senti-lo em gravações de cânticos harmônicos mongólicos, cânticos rituais dos monges tântricos Gyuto, do tradicional canto gregoriano, de hinos sufis e das peças mais seculares de David Hykes e o Harmonic Choir. Mas experimentará efeitos mais profundos quando praticar pessoalmente.

A série de harmônicos foi descoberta por Pitágoras em suas pesquisas com o monocórdio (instrumento de uma só corda), cerca de 700 a.C. Pitágoras determinou que a corda vibra não apenas como um todo, mas também em segmentos de meios, terços, quartos, quintos, sétimos, oitavos, etc., até décimo sexto. Descobriu também que cada segmento vibra exatamente da mesma maneira que o todo, porém mais depressa que o tom fundamental.

Por exemplo, o primeiro harmônico tem uma freqüência duas vezes maior que a do tom fundamental; o segundo, três vezes; o terceiro, quatro vezes, e assim por diante. A escala musical ocidental deriva das razões musicais da série de harmônicos. Por exemplo, 1:1 representa o tom fundamental. A razão 1:2 cria uma oitava; 2:3, uma quinta; 3:4, o intervalo de uma quarta e 4:5, o intervalo de uma terça maior. Há um número infinito de harmônicos que soam juntamente com cada nota fundamental. Quando subimos a série, os intervalos se tornam menores e os harmônicos ultrapassam os limites audíveis (20-20.000 hertz). Assim, uma grande proporção de harmônicos viaja em silêncio, como sons subliminares.

As relações tonais totais que constituem a série harmônica podem ser encontradas no mundo natural. Por exemplo, as proporções harmônicas exatas da oitava, quinta, quarta, etc., estão na estrutura do corpo humano, nas órbitas planetárias, no espacejamento das folhas de um galho de árvore. Essas

A Série de Harmônicos

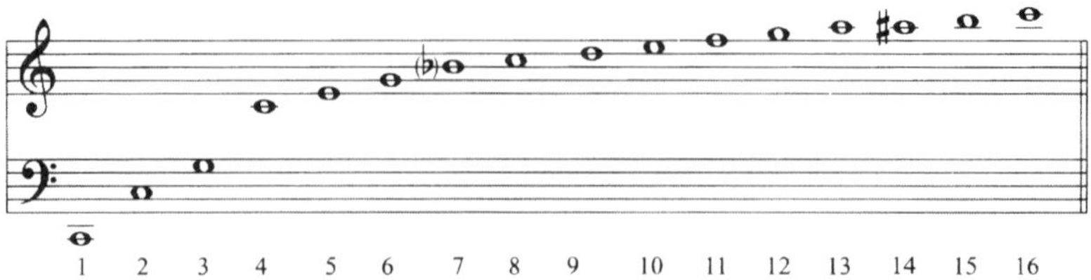

relações matemáticas refletem-se também na arquitetura sacra de certos monumentos, catedrais e pirâmides. A repetição absolutamente previsível da série harmônica em todos os aspectos da vida em nosso planeta indica que a música é o constituinte fundamental da criação. Vista da perspectiva da bênção, essa harmonia musical representa a perfeição inerente ao cerne da vida.

Você pode harmonizar seu corpo, sua mente e seu espírito entoando harmônicos. Para consegui-lo, precisará treinar a audição e a voz a fim de ouvir e depois isolar sons específicos acima de um tom fundamental, enquanto canta. Após dominar a técnica, cederá à sublime plenitude do som.

Cântico Harmônico

Você pode praticar este exercício tanto deitado quanto sentado, com a cabeça, o pescoço e o tronco alinhados. Comece relaxando a mente-corpo e fazendo a respiração diafragmática. Em seguida, aqueça a voz salmodiando por alguns minutos.

Murmure um MMM no tom mais baixo e profundo que conseguir emitir sem esforço. A partir desse som, passe gradualmente para o de MO, ligeiramente mais aberto. Emita agora um AH, mais aberto ainda. Faça com que o som penetre profundamente na garganta com um longo som de AI; a seguir, recupere-o com um som de I. Numa só respiração, o exercício de harmônicos deve soar assim: MMM-MO-AH-AI-I. Tente perceber os leves harmônicos que flutuam acima do tom fundamental a cada mudança de fonema. Certifique-se de estar respirando diafragmaticamente e de que o som provém da barriga. Isso faz com que os harmônicos sejam mais acentuados. Descubra se é capaz de isolar os harmônicos mais proeminentes (oitava, quinta, terça maior, sétima dominante) e jogue com sua intensidade. Com o tempo, você poderá até mesmo criar pequenas melodias com harmônicos acima do tom fundamental. Pratique de cinco a dez minutos. Quando terminar, deite-se e descanse.[6]

A princípio, o cântico harmônico deve ser executado num espaço de boa ressonância, preferivelmente perto de água. Quando comecei a praticá-lo, deitava-me na banheira e começava a emitir harmônicos. Era mais fácil para mim ouvi-los na acústica "côncava" da banheira do que em qualquer outra parte. E também era mais repousante, após um longo dia de trabalho. Um ótimo modo de aperfeiçoar a audição a fim de realmente discernir os harmônicos é meditar sobre os sons de cachoeiras. Nelas, há tantos níveis sonoros e rítmicos! Com a prática, você será capaz de distinguir as partes que criam o ruído harmônico de sua cachoeira favorita. Adestrar o ouvido a fim de perceber esses sons e ritmos aprimorará infalivelmente sua capacidade de ouvir cuidadosa e profundamente, além de expandir seu próprio ruído pessoal quando fizer música.

O cântico harmônico não só leva à bênção como cria equilíbrio, ordem e concentração. Apenas quando a mente está focalizada e calma é que pode ser transcendida. Além disso, o cântico harmônico é bom para a sua saúde. O neurologista francês Alfred Tomatis descobriu que certos sons de alta freqüência energizam ou carregam o sistema nervoso.[7] Essa descoberta sugere que, quando estamos cansados ou esgotados, uma infusão de sons de alta freqüência associados ao cântico harmônico pode estimular nossos fluidos criativos. A teoria de Tomatis implica ainda a possibilidade de utilizar o cântico harmônico como uma modalidade terapêutica. A audição intensa exigida para a produção de harmônicos talvez ative os músculos do ouvido interno ligados à focalização e à integração. Uma vez que a audição e a atenção brotam de dentro para fora, você enfrentará melhor toda uma variedade de problemas associados à mente-corpo, inclusive depressão, dificuldades de aprendizado e alguns distúrbios neurológicos.

Cântico em Grupo

Os efeitos do cântico harmônico são sentidos mais vigorosamente quando ele é executado por um grupo de pelo menos quatro pessoas. Quanto mais gente cantar junta, mais os harmônicos se ampliarão, criando algo parecido ao som de um coro angélico. Esse tipo de música derruba sutilmente as barreiras entre indivíduos, levando a um crescente sentimento de serenidade, alegria e unicidade.

Cântico Harmônico em Grupo

O cântico harmônico pode ser usado antes de um serviço de cura, como modo de sintonizar pessoas ou, simplesmente, como exercício para se obter serenidade e união entre os integrantes de um grupo. Comece formando um círculo de participantes sentados em cadeiras ou almofadas. O líder designado faz em primeiro lugar uma invocação, determinando a finalidade do grupo (cura, paz mundial, viagem interior) e solicitando que o poder do Ser Absoluto colabore com o processo. Durante a invocação, é ótimo para os participantes despertar sua Inteligência Musical Essencial tocando suavemente pequenos gongos, sinos de cristal, flautas de madeira ou bambu e outros instrumentos próprios para meditação. Quando o grupo estiver bem sintonizado e relaxado, o líder inicia o cântico entoando uma nota que é ecoada imediata e delicadamente por todos. Ao entoar a nota fundamental, o grupo aos poucos começa a experimentar com diferentes harmônicos. Convém permanecer com a mesma nota fundamental durante algum tempo, até que haja coesão no grupo. Obtida a sincronia, os integrantes podem afastar-se do tom fundamental e cantar partes diferentes, criando sempre novos harmônicos.

Quando o cântico se torna mais harmonioso, o grupo passa naturalmente a tecer novas tramas sonoras com uma plenitude dificilmente alcançável em grandes corais. Cada cantor costuma relatar ondas de sentimento energéticas movendo-se por seu corpo enquanto cantam; alguns têm visualizações vibrantes ou emoções intensas; e, ocasionalmente, curas espontâneas e impulsos catárticos ocorrem em um ou mais membros. O cântico harmônico em grupo gera uma experiência concreta de totalidade (que a mística Dane Rudhyar chamava de *pleroma*) verdadeiramente irresistível. Um cantor a descreveu como a sensação sublime de estar flutuando docemente num oceano de sons.

A música do cântico harmônico em grupo em geral se move num formato de onda. O canto flui e reflui por certo período de tempo (usualmente entre vinte e quarenta e cinco minutos) até que, como por mágica, todos se calam ao mesmo tempo. Cada membro mergulha então num silêncio pleno e profundo, que envolve o grupo todo. É quase impossível falar nessa ocasião. Muitos naturalmente se abismam na meditação. Os efeitos do cântico costumam durar várias horas e parecem cumulativos.

Caso vá utilizar o cântico harmônico para propósitos terapêuticos, peça ao paciente para deitar-se no meio do círculo de cantores e faça com que o som purifique o corpo etérico, induzindo ao mesmo tempo imagens de cura. O paciente também deve ser encorajado a emitir sons (juntamente com os cantores) a fim de dar voz a emoções, lembranças e fantasias reprimidas, ligadas à sua doença.

Transe, Ritual e IME

Outro meio de alcançar a bênção é a indução do transe musical. A música, o canto, a percussão e o movimento repetitivo que estimulam as energias da medula são usados para facilitar o transe em rituais de cura no mundo inteiro, sobretudo nas culturas xamânicas e grandes tradições espirituais tanto do Oriente quanto do Ocidente. Os participantes entoam canções ou mantras específicos a fim de pedir ao Ser Absoluto ou ao poder da natureza que dispense o que for necessário para a pessoa ou o grupo. A percussão cerimonial e os movimentos repetitivos, que estimulam intensamente as energias espinhais, também fazem parte dos rituais de indução do transe. A combinação de canto, percussão e movimento (em giros ou saltos), praticada durante largo período de tempo, ajuda os participantes a entrar em estados alterados de consciência, onde podem ter acesso a esferas arquetípicas para o autoconhecimento e a cura.

Seguem-se duas histórias pessoais que demonstram o poder do transe na ativação do estado de bênção.

A Tradição Xamânica

Anos atrás, estando eu a dar uma palestra sobre música e cura em Seul, Coréia, fui convidada por meu colega, dr. Jinsook Kim, a visitar uma tradicional aldeia xamânica. Jinsook explicou-me que, nos fins de semana, bandos de pessoas acorriam à aldeia, localizada nas verdes montanhas que bordejam a cidade, em busca de cura para várias doenças que não podem ser debeladas pela medicina ocidental. A aldeia é constituída de cabanas e altares cerimoniais onde os xamãs executam seus ritos de cura. Em seus estudos eruditos sobre o xamanismo coreano, Jinsook descobriu que a música improvisada é componente integral de todo ritual de cura naquela aldeia. Com efeito, segundo Jinsook, sem música e dança ritual no início de cada cerimônia, os xamãs não conseguem penetrar no estado de transe.

Na manhã de nossa visita, Jinsook e eu decidimos, primeiro, passear um pouco pelas montanhas que cercam a aldeia a fim de nos concentrarmos. À medida que penetrávamos no bosque, ouvíamos fragmentos de uma música que não parecia deste mundo. Caminhamos na direção dos sons e logo chegamos a um terreno de *camping*. Ali encontramos um jovem xamã coreano vestido com o tradicional pijama de seda azul, sentado ereto em estado de transe, salmodiando e criando sons e ritmos hipnóticos num conjunto de tambores, gongos e sinos. Ficamos hipnotizados. Sentamo-nos. E por um espaço de tempo que nos pareceu durar horas, nós mesmos caímos em transe, até que o xamã tocou-nos no ombro e, polidamente, convidou-nos a tomar chá. Ao sair do transe, sentimo-nos notavelmente revigorados e com as idéias lúcidas.

O músico disse-nos que seu nome era Jungso e que vivia sozinho nas montanhas há meses. Explicou também que seu mestre (um famoso xamã coreano) mandara-o entreter o Espírito da Montanha (guardião da aldeia) durante cem dias e cem noites, para que a entidade trouxesse boa sorte a todos quantos lhe pedissem assistência. Jungso irradiava uma aura de contagiante alegria e exuberância quando falava. Embora eu não entendesse a língua, senti-me muito ligada a Jungso e Jinsook, partilhando com eles longos momentos de profundo contentamento e bem-aventurança.

À tarde, de volta ao hotel em Seul, refleti sobre a música ouvida durante o dia. Ainda sentia uma certa tepidez interior e perguntei-me o que, de fato, fora expresso pela música de Jungso. Logo ficou claro que o jovem xamã, submetendo de início sua vontade à do mestre e em seguida mergulhando profundamente na improvisação musical, tanto para cultuar quanto para louvar o ser superior, verdadeiramente transcendera as limitações de seu ego. Entrara no reino da bênção graças a seu próprio rito e indução de transe, tornando-se assim um potente e desimpedido veículo para a Inteligência Musical Essencial.

A Tradição Espiritual

A maior experiência de bênção que já tive foi num retiro, há vários anos, com o mestre sufi Adnan Sarhan, em Nova York. Cerca de cinqüenta aspirantes resolveram passar uma semana em total imersão nas práticas espirituais do sufismo. Após horas de intensos exercícios físicos baseados na yoga, cânticos e rufar de tambores durante o primeiro dia do retiro, estávamos prontos para o ritual da recordação, chamado *zhikr*. Ao longo do *zhikr*, todos nós, sentados de pernas cruzadas no chão, fomos conduzidos por Adnan no cântico *La ilaha illalah hu* ("Não há outro Deus senão Deus"), movendo nossas cabeças em um círculo ao ritmo das palavras. O cântico, acompanhado por músicos turcos que tiravam um ritmo arrastado de seus grandes tambores, começou em compasso lento. Depois de uns dez minutos de canto descontraído, mas vigoroso, minha consciência começou a vacilar. Era como se a mente se houvesse soltado do corpo e ficasse flutuando, livre, no ar!

Então o cântico e o ritmo se aceleraram. A intensidade da música começou a arrastar-me para um estado de transe ainda mais profundo. Eu estava, porém, decidida a resistir a esse impulso e continuar consciente enquanto cantava com o grupo. Mas a certa altura tive de ceder. Imediatamente, ondas de indescritível alegria me envolveram. Nunca experimentara nada parecido. Tornara-me uma só coisa com o mar infinito da bem-aventurança.

Vinte minutos depois, Adnan começou a desacelerar a música. A essa altura, meu corpo já havia desaparecido, minhas emoções também; quanto à mente, não estava em parte alguma. Sentia-me um ser puro. Não podia mover-me. Parecia que me encontrava há muitíssimo tempo naquele estado. Quando por fim chegou a hora de sair, simplesmente flutuei no rumo de casa, ainda em estado de bênção. A sensação durou horas e deixou-me uma profunda impressão. Compreendi que aquela experiência de bênção era um chamado para eu recordar minha verdadeira natureza. E essa recordação — fonte de minha Inteligência Musical Essencial — possibilitou-me continuar em meu caminho iluminado com toda a confiança.

De igual modo, em cenários mais seculares, as pessoas anseiam pela experiência do transe para se abandonar completamente e fundir-se com os semelhantes nos braços amorosos da Mãe Musa. Você talvez tenha tido esse tipo de vivência ao ouvir certos conjuntos de *rock* improvisando peça após peça até alcançar uma intensidade musical quase selvagem (os Grateful Dead e Santana) ou concertos de *free jazz* que o arrebataram com os ritmos e sons de improvisadores e inovadores da categoria de John Coltrane, Cecil Taylor e Ornette Coleman. Talvez, também, haja aderido a práticas mais modernas de indução de transe musical — *rave*, por exemplo. Aqui, grupos de pessoas, no afã de escapar aos grilhões da mente, juntam-se em grandes espaços públicos riscados de luzes psicodélicas para dançar durante horas ao som de música *techno* ou indiana, até alcançar o estado de bem-aventurança que procuram desesperadamente.

Nem o mundo dos negócios está imune aos efeitos do ritual de indução de transe. Muitas empresas de grande porte já patrocinam sessões regulares de batucada para reduzir o *stress* de seus funcionários. Nelas, executivos outrora bem-comportados expressam coletivamente suas paixões e angústias rufando tambores, gritando e saltando, para renascer no desdobramento criativo de sua Inteligência Musical Essencial.

Todos os rituais acima descritos começam com uma atividade musical repetitiva e rítmica, que cria um quadro seguro para os aspirantes empreenderem sua viagem interior, seguida de algum tipo de expressão musical espontânea, que lhes permite dramatizar aquilo de que necessitam para tornar-se mais plenos. De novo, contemplamos aqui o processo elegante que é entrar em contato com a Inteligência Musical Essencial.

Misticismo, IME e o Caminho do Coração

Os místicos procuram transcender os limites do ego e viver exclusivamente no estado de bênção. Graças a um esforço incansável para resolver as polaridades na esfera arquetípica, caminham para a suspensão do dualismo a fim de tornar-se testemunhas supra-individuais capazes de observar, sem manipulá-lo, o fluxo de tudo o que existe. Os místicos abrem uma vereda para nós outros nos movermos com certo grau de segurança no rumo da luz. Mestres espirituais, poetas transcendentais, pintores, compositores, agentes de cura e outros que submeteram sua vontade à do Ser Absoluto conseguem estabelecer uma sintonia mística. Depois de abrir seus chakras superiores (coração, garganta, terceiro olho e coroa) pela devoção à verdade e pela obediência a um chamado interior, conseguem tornar-se canais diretos para a sabedoria suprema.

Uma vez que essa sabedoria situa-se além da mente, costuma ser traduzida na linguagem do paradoxo, que reflete a lucidez do coração. Por exemplo, reserve alguns minutos para refletir nas seguintes palavras de Raimundo Lúlio, o grande pensador espiritual medieval e poeta da ilha de Maiorca: "O amor é aquilo que escraviza os livres e liberta os escravos."[8]

Pode levar algum tempo até percebermos o significado da frase, mas, quando isso acontece, temos uma sensação de descoberta, um despertar da inteligência do coração. O paradoxo também se reflete na música, na qual, por exemplo, duas emoções ou temas contraditórios podem ser expressos ao mesmo tempo, criando ainda assim uma harmonia só perceptível por uma faculdade superior. A música do compositor romântico Ludwig van Beethoven freqüentemente reflete esse fenômeno. Na epígrafe de sua obra transcendental, *Missa Solemnis*, Beethoven escreveu: "Veio do coração, para o coração deve ir." Procure ouvir essa obra-prima e descobrir aonde ela poderá levá-lo.

Muitos místicos seguem o que os yogues chamam de caminho Bhakti, ou do coração, descrito também como "compassivo auto-esquecimento a serviço do Deus que conheces". Jesus, por exemplo, exprimiu esse conceito em sua misteriosa declaração: "Eu e meu Pai somos um só." Graças à comunhão com o Ser Absoluto, os místicos dão significativas contribuições à humanidade porque são impregnados e nutridos pelo divino. Como canais da sabedoria suprema, os místicos oferecem às pessoas aquilo de que elas precisam, não aquilo que desejam: falam a verdade. Conseqüentemente, muitos foram desterrados e mesmo perseguidos porque suas idéias não refletiam o *status quo*. O sofrimento, contudo, não atrapalha a jornada dos que têm inclinações místicas. Vivem no mundo, mas sem apegar-se a ele. Assim, experimentam a bênção oriunda da liberdade. Absorveram completamente o segundo passo do processo de transformação gerado pelo contato com a Inteligência Musical Essencial. Os místicos sabem muito bem que são os filhos perfeitos de Deus e que a harmonia reina em seu universo.

Amor: a Música da Bênção

Ouve para além do ouvir
E invoca o não-ouvido.
— *Lao Tsé*

Se você continuar praticando os exercícios apresentados neste livro, seu coração se abrirá mais para a música da bênção e você finalmente compreenderá que o amor é o único poder verdadeiro que existe. Talvez já tenha descoberto que o amor é a respiração viva da alma e a IME, sua expressão audível. Aceitando essa realidade, você também percorrerá o caminho dos místicos. E uma vez nesse caminho, renunciará a todas as outras formas de conhecimento a respeito do eu e do mundo, passando a ouvir de uma perspectiva impessoal.[9] Com efeito, só então poderá ouvir com a mente do principiante, que não busca soluções, não precisa consertar nem fixar, evita idéias e conceitos, e apenas se acha presente numa abertura serena.

Gostaria de partilhar com você uma técnica eficaz que arranca a consciência das limitações do ego e dirige-a para uma condição impessoal, baseada no coração, que chamo de Circuito do Dar e do Receber. Esse exercício surpreendentemente simples, se praticado com diligência, é um dos melhores catalisadores da autotransformação. Ele começa pela aceitação de que colhemos o que semeamos. Quando damos com desprendimento e sem condições, naturalmente recebemos abundância em nossa vida. Mas quando recuamos por causa do medo ou da dúvida, erguemos barreiras que bloqueiam essa abundância potencial. Vale lembrar, entretanto, que dar não é uma questão de *dever*. Como eu já disse, o místico oferece aquilo de que as pessoas precisam, não aquilo que desejam. O dom provém de um ponto impessoal do conhecimento do coração, não de uma elaboração mental. Mas como determinaremos o que as pessoas precisam? O exercício seguinte ajudará você a aperfeiçoar sua capacidade interior para ouvir, perceber as necessidades dos outros e usar a Inteligência Musical Essencial para lhes dar aquilo de que necessitam. O melhor é praticar o exercício com um parceiro, embora você possa também utilizá-lo para entrar em contato com alguém a distância.

Circuito do Dar e do Receber

Reúna alguns de seus instrumentos de improvisação e sente-se diante de seu parceiro, a uma distância conveniente. Os dois devem relaxar e purificar-se com o exercício de Percepção da Respiração. Comece agora a inspirar e expirar a partir do chakra do coração. Fique tranqüilo a ponto de conseguir ouvir seus batimentos cardíacos. Visualize uma luz dourada irradiando-se do centro de seu peito. Imagine-a aumentando e criando um campo dentro e ao redor de vocês dois.

Sintonize a energia de seu parceiro. Assuma a postura impessoal, deixando que se esfumem as barreiras entre ambos. Imagine que, por um momento, pode realmente transformar-se nele. Essa é uma maneira de relacionar-se profundamente, embora impessoalmente. Depois de captar o ser de seu parceiro, dê-lhe o presente de uma música improvisada (vocal, instrumental ou mista). Talvez você queira primeiro ativar sua IME ou apenas deixar que a música se desenvolva naturalmente. Execute-a enquanto tiver energia para tanto e depois fique sentado tranqüilamente, sentindo os efeitos da interação.

Se, no exercício, você for o recebedor, deverá aceitar incondicionalmente o presente musical de seu parceiro. Afaste pensamentos, julgamentos e resistência. A partir do centro do coração, concentre-se apenas no presente que seu parceiro lhe oferece.

Quando o parceiro se abre para receber o presente, revela um pouco mais de sua própria verdade. E quando seu verdadeiro eu se torna acessível, você consegue emitir mais amor e energia curativa por meio da música. O parceiro responde com uma capacidade crescente de receber a comunicação. Isso propicia a você mais espaço para dar e, assim, o Circuito do Dar e do Receber é ativado. Nem o doador nem o recebedor pensam no que está acontecendo; encontram-se ambos num estado para além da mente, um estado de aceitação e entrega associado à condição de bênção em que os milagres ocorrem.

Às vezes é difícil falar sobre isso depois que acontece, pois a interação entre os parceiros se dá no nível da alma, que só se exprime por meio da música, do som e da imagem. Além do mais, as barreiras produzidas pelo ego são afrouxadas e experimentamos um sentimento de unicidade na música. De sorte que, no seu nível mais profundo, o Circuito do Dar e do Receber elimina toda separação entre você e o seu parceiro. Vibrando juntos graças ao intercâmbio musical, vocês ficam unidos no espírito do amor e da aceitação incondicionais. Quanto mais praticarmos o exercício, principalmente com pessoas ou grupos de que não gostamos, mais desenvolveremos a capacidade de interagir impessoalmente. Nesse estado, a música cura a nós mesmos e aos outros.

Desenvolvi a técnica do Circuito do Dar e do Receber quando ministrava um seminário sobre controle de *stress* a músicos que sofriam de extrema ansiedade de desempenho. Aquelas pessoas passavam maus bocados durante apresentações e concursos, pois achavam que quem as avaliava eram críticos implacáveis, empenhados em prejudicá-las. E como se apresentavam em público com esse estado de espírito defensivo, perdiam a oportunidade de divertir-se e espalhar amor por meio de sua música.

Mostrei-lhes que os jurados são apenas pessoas tentando fazer seu trabalho. Que têm problemas e falhas como quaisquer outras. Os músicos tendem a idealizar seus avaliadores e atribuem-lhes o poder de levá-los ao êxito ou ao fracasso. Pedi a Ann, uma pianista clássica particularmente ansiosa, que analisasse a personalidade dos jurados de seu último concurso. Ela ficou encantada ao descrever o primeiro como desagradável e antipático. O segundo era "durão". O terceiro, pomposo e cheio de si. O quarto era sua própria professora de piano: meiga e verdadeiramente encantadora.

Pedi então a Ann que escolhesse pessoas entre os participantes do seminário para fazer o papel dos avaliadores. Para sua própria surpresa, ela as encontrou facilmente. Pediu-se então aos "avaliadores" que improvisassem músicas adequadas à personalidade de cada um. É incrível como, escutando com os ouvidos do coração, sabemos exatamente como soará a música dos outros. Ann sentiu-se perplexa com a exatidão da expressão musical espontânea dos dublês. Pedi-lhe então que ativasse o Circuito do Dar e do Receber, tocasse individualmente com cada avaliador, se sintonizasse com eles, assumisse uma postura impessoal e desse a cada qual aquilo de que precisava — não aquilo que, no entender de Ann, queria ouvir.

Ann descobriu então que todos os avaliadores precisavam, isto sim, de amor e cura. As improvisações sinceras que ela produziu transformaram a dor e a resistência dos avaliadores e criaram um ambiente mútuo de calma aceitação e reverência. Mais tarde, Ann contou-me que agora, quando se prepara para uma apresentação ou concurso, primeiro ativa o Circuito do Dar e do

Receber e toca sua música com amor. Essa prática neutralizou quase completamente sua ansiedade de desempenho.

A Cura e o Circuito do Dar e do Receber

Você pode usar o Circuito do Dar e do Receber para criar harmonia num relacionamento atual, passado ou nascente; para transformar e integrar subpersonalidades indóceis; ou para conectar-se profundamente com alguém e assisti-lo em seu esforço de ser e tornar-se, face a face ou a distância. A seguinte história mostra como isso pode ser feito.

Quando eu trabalhava como terapeuta musical no Memorial Sloan Kettering, um hospital de câncer em Nova York, fui solicitada a visitar uma paciente terminal de 63 anos a quem os médicos descreviam como gravemente deprimida, hostil e "fazendo horas extras no mundo". A enfermeira-chefe explicou que o corpo de Jean vinha se deteriorando há algum tempo devido às devastações de uma esclerose múltipla em estágio final e às metástases de um câncer pulmonar. Jean vivia resmungando que queria morrer, que já vivera bastante mas, por alguma razão, continuava presa a um estado que chamava de "limbo inexorável".

Quando entrei com meus instrumentos musicais no quarto de Jean, ela pareceu satisfeita por ver-me. Surpreendi-me ao perceber que uma mulher tão doente pudesse ter aquele brilho no olhar. Contei-lhe umas poucas coisas a respeito de mim mesma e de meu trabalho. Jean falou-me de sua família (dois filhos, uma filha e um marido extremoso) e das terríveis doenças que a rondavam. O marido de Jean, seu companheiro constante, acabara de ser hospitalizado com um leve ataque cardíaco e aquela era a primeira vez, ao que se lembrava, que ficavam separados. Explicou que a ausência do marido dera-lhe algum tempo para pensar. Embora Jean parecesse muito debilitada para improvisar música no momento, senti-me compelida a conhecê-la melhor.

Depois de uma pausa na conversação, perguntei-lhe se havia algo que sempre quisera fazer e nunca conseguira. Para minha surpresa, confessou que sempre sonhara ser cantora de *jazz*. Quando jovem, apresentara-se em clubes — e aquelas eram suas melhores lembranças. Depois que se casou, entretanto, o marido a proibiu de cantar: não queria que nenhum outro homem a desejasse. Assim, Jean sufocou sua paixão e tornou-se uma esposa dedicada. Mais ou menos na época em que parou de cantar, começou a desenvolver esclerose múltipla e logo se tornou totalmente dependente dos cuidados do marido. Ele assumiu esse papel e aposentou-se prematuramente para devotar todo o seu tempo à esposa.

Perguntei a Jean se tinha uma canção favorita, que gostava de cantar, e ela respondeu prontamente: "*East of the Sun (and West of the Moon)*, de Brooks Bowman." Eu não conhecia a peça e indaguei se ela poderia cantarolá-la para mim. Um doce sorriso irradiou-se do seu rosto cansado, porém bonito. "Não consigo mais cantar", declarou. "Claro que consegue", insisti. "E eu bem que gostaria de ouvi-la." Ela passeou os olhos pelo quarto, como a certificar-se de que não havia ninguém mais por ali, e numa voz frágil, mas sensual, começou a cantar: "A leste do Sol e a oeste da Lua, nós construiremos a casa de amor de nossos sonhos, querida..."

Lágrimas correram-me dos olhos ao imaginar Jean em seu auge, vivendo sua paixão e expressando seu dom. Apanhei meu teclado portátil e acompanhei-a o melhor que pude. A música realmente flutuava e Jean parecia notavelmente viva. Após entoar o primeiro verso, deteve-se e ficou quieta, como se ouvisse uma música interior, ainda com o sorriso nos lábios. "Isso basta", disse então. "Estou cansada." Olhou-me e perguntou: "Vai se lembrar de mim esta noite, em suas orações?" Garanti-lhe que sim.

Mais tarde, estando a improvisar ao piano, lembrei-me do pedido de Jean e decidi ativar o Circuito do Dar e do Receber. Cerrei os olhos e visualizei Jean em seu leito de hospital. Invoquei minha IME e procurei enviar um presente musical do meu coração para o dela. A improvisação foi intensa. Expressava ondas de paixão, sensualidade e agressividade misturadas a ternura. Senti-me literalmente ligada a Jean, como se travássemos um diálogo vindo das profundezas de nossa alma. Sabia, intuitivamente, que estava também recebendo sua música interior, que inflamava a minha. Tudo durou cerca de quinze minutos. Quando acabou, tive a certeza de que algo importante acontecera. Sobreveio-me uma profunda sensação de paz, de resolução calma. E sabia que Jean estava sentindo o mesmo.

Resolvi visitá-la novamente no dia seguinte. Quando entrei em seu quarto, notei que os lençóis da cama haviam sido retirados. Senti um aperto na garganta. A enfermeira de Jean surgiu à porta e informou-me que ela falecera durante a noite, serenamente. Libertara-se por fim de seu limbo inexorável. Por alguns minutos, não consegui falar. Em vez disso, comecei a ouvir fragmentos da improvisação da véspera e os versos premonitórios da canção favorita de Jean: "Entre as estrelas, encontraremos a harmonia da vida num tom suave..."

Agora você sabe perfeitamente despertar sua Inteligência Musical Essencial, bem como utilizá-la para explorar e transformar todos os níveis de consciência. O processo musical criativo o conduzirá a seu objetivo final, que é o autoconhecimento. Mas é preciso não esquecer que obstáculos poderão surgir ao longo do caminho e impedir você de conectar-se à IME quando mais precisar dela. Muitos desses obstáculos relacionam-se a traumas antigos e não-resolvidos, que costumam provocar interrupção de desenvolvimento ou fragmentação do eu. Daí resultam subpersonalidades que podem ou não estar em harmonia com seu eu verdadeiro.[10] No capítulo seguinte, focalizaremos a música do trauma.

Capítulo 8

A Música do Trauma

Verdadeiramente, é na escuridão que encontramos a luz; assim, é quando sofremos que essa luz está mais próxima de nós.
— Meister Eckhart

A Inteligência Musical Essencial é a voz do seu verdadeiro eu. Quando você está concentrado e seguro na sua identidade como ser humano criativo e precioso, não há impedimentos para essa voz. Infelizmente, nem todas as pessoas se harmonizam com essa realidade ideal. Se, durante os anos inestimáveis de seu desenvolvimento, você foi duramente criticado, abandonado, obrigado a agir como adulto antes do tempo ou psicologicamente aniquilado em conseqüência de abusos físicos, emocionais ou sexuais, você, com toda a probabilidade, encontrou meios para criar um falso eu e/ou dissociar-se de seu ser verdadeiro a fim de proteger-se de novos sofrimentos. Quando nos desligamos de nosso eu profundo ou vivemos nossa realidade sob pressão de uma subpersonalidade tímida e medrosa, é difícil reconhecer a Inteligência Musical Essencial. Traumas emocionais, mentais e físicos afetam a confiança em nossa bondade inata e na bondade do mundo como um todo. O passo 2 do processo de conexão com a Inteligência Musical Essencial depende da capacidade de reconhecer nosso valor divino.

Muitas pessoas que padeceram traumas na infância passaram a acreditar que o abuso foi culpa delas mesmas, que eram deficientes ou diferentes das outras e que, portanto, são indignas de amor e prosperidade. Quando recebem boas coisas, não raro sentem culpa ou vergonha. Assim, é difícil para quem rumina traumas não-resolvidos caminhar confiantemente pela senda da IME. O processo de ativação da IME provoca em geral sentimentos intensos de dúvida, culpa, vergonha e desespero, que obviamente entram em conflito com as experiências mais positivas que a ligação com a criatividade essencial pode trazer.

Quando para você não é seguro ser o que é, devido à ameaça de abuso ou abandono, seu ego se fragmenta a fim de proteger o eu interior da destruição.[1] Os fragmentos são então dissociados ou ocultados do eu, só podendo ser percebidos quando ocorrem experiências semelhantes ao trauma original. Mas esses fragmentos também podem transformar-se em subpersonalidades que influenciam o fluxo de sua vida diária. As subpersonalidades apresentam identidades qualitativamente únicas. Por exemplo, uma delas pode refletir o humor, os desejos e o temperamento de sua mãe internalizada; outra, os de seu pai; outra ainda, os da criança interior vitimada por abusos. No caso de traumas graves, a subpersonalidade da criança vitimada congela-se na idade em que o episódio ocorreu. Quando essa subpersonalidade domina, quase sempre transtorna os objetivos e desejos do adulto. Sem dúvida, o eu profundo está presente em algum nível; mas, dependendo do grau de fragmentação, sua presença é muitas vezes sufocada por desejos irrealizados e necessidades de subpersonalidades conflitantes.[2]

É necessária muita energia psíquica para suportar esses estados egóticos conflitantes. Idealmente, essa mesma energia poderia ser usada com mais proveito para facilitar a evolução e a mudança criativa; no entanto, as subpersonalidades, que se baseiam tipicamente no medo, resistem à mudança e nos mantêm presos ao modo de sobrevivência. Mas, como diz a canção, "Você não pode agradar a todos (subpersonalidades), portanto agrade a si mesmo (o eu profundo)". A maneira de harmonizar e integrar esses fragmentos num todo é, primeiro, tomar consciência do que eles são e de quando estão nos desequilibrando, e depois, encontrar um modo de fazer com que nosso eu profundo se comunique amavelmente com essas subpersonalidades, dando-lhes o mesmo peso em nossa missão de vida.

Antes de você poder explorar, transformar e integrar suas subpersonalidades, precisa criar um espaço interior seguro. Esse lugar lhe proporcionará ilimitada comodidade e orientação para curar as feridas profundas dos antigos traumas.

Quando solicitada a escrever sua Canção da Abundância da IME, Glória confessou-me que se sentia paralisada. "Tenho todos esses dons", afirmou, "e no entanto ainda estou sozinha." Glória era uma artista gráfica bonita, talentosa e bem-sucedida, mas com tendência a atrair homens comprometidos que inevitavelmente a abandonavam. Ela então ficava furiosa e mergulhava no desespero. Obviamente, Glória estava reinterpretando algum tipo de trauma antigo. Pedi-lhe que descrevesse sua primeira experiência de perda:

> Quando eu tinha uns 3 anos de idade, possuía um bichinho de pelúcia chamado Tony, o Tigre, que carregava para toda parte. Já estava gasto, sujo e malcheiroso, mas eu o amava mais que a qualquer outra coisa. Certo dia, mamãe limpava a casa com sua usual estabanação, enquanto eu brincava na cozinha com Tony. Ela estava de mau humor e disse-me que o bichinho era desagradável. Arrancou-o de minhas mãos e atirou-o no incinerador. Só me lembro de ter chorado e gritado até cansar. Tony se fora para sempre. Fiquei abalada durante dias, parecendo que não conseguiria mais viver. Mamãe não entendeu. Resmungou que se tratava apenas de um velho brinquedo fedorento e que compraria um novo para mim. Desde então, nunca mais consegui acreditar em ninguém.

Naquele instante traumático, Glória perdeu ao mesmo tempo a capacidade natural de confiar e a crença de que era merecedora de amor e compreensão. Cresceu num lar violento, agressivo. A fim de proteger-se, aprendeu a ser cautelosa e desconfiada. Criou um falso eu, cuja função consistia em agradar aos outros para ela não ser ofendida ou abandonada. Da adolescência em diante, desenvolveu o que chamou de "dependência amorosa". Não tolerava ficar sozinha e por isso agarrava-se aos homens até ser enxotada por eles.

Glória usava os homens como droga, para fugir aos sentimentos pungentes e não-resolvidos que continuavam a emergir no curso de sua vida adulta. Nunca aprendera realmente a encarar esses sentimentos. Em vez de explorá-los e buscar seu significado, contentava-se com voltar para sua droga preferida (obsessão amorosa). Mesmo depois de anos de terapia, não conseguiu sentir-se segura sozinha. Sugeri-lhe que criasse um espaço seguro dentro de si mesma, onde pudesse estar à vontade com os sentimentos, as imagens e lembranças que surgissem, observando-os em vez de padecê-los — um espaço onde fosse finalmente capaz de invocar a ajuda de sua Inteligência Musical Essencial.

O exercício seguinte, Crie Sua Canção do Lugar Seguro, é uma poderosa técnica para quem vivenciou traumas e abandonos no começo da vida.

Crie a sua Canção do Lugar Seguro

Coloque-se num estado de profundo relaxamento, utilizando o exercício de Resposta de Relaxamento Musical. Viaje de volta no tempo e evoque lembranças, sensações e imagens de lugares em que se sentiu particularmente seguro. A cada nova lembrança, deixe que cores, sons, aromas, texturas e sentimentos invadam todo o seu ser. (Se não tiver nenhuma lembrança de um lugar seguro, crie uma. Pode ser a gravura de um livro de histórias infantis, um sonho, até mesmo um poema ou filme favorito. Você pode se ver num castelo rodeado por um fosso, guardado por um dragão que lança fogo pelas ventas e o protege de intrusos. Ou num mosteiro no alto do Himalaia, cercado de mestres sábios e amáveis.) Sinta como se realmente estivesse ali. Faça com que cada célula de seu corpo perceba a segurança e a tranqüilidade do local.

Se mais de um lugar seguro aparecer, decida qual deles é o mais conveniente, aquele para onde gostaria de voltar mais vezes. Imbua-se das energias positivas do lugar. Quando estiver pronto, volte lentamente à realidade. Registre no Diário de Percepção Sonora e Musical todas as lembranças, imagens, sentimentos e idéias que lhe ocorreram. Seja criativo — use a poesia, a pintura, a escultura ou outro meio qualquer para tornar a essência de seu lugar seguro o mais real possível.

Depois de absorver a experiência graças ao uso de diversas formas artísticas, reserve alguns momentos para criar sua Canção do Lugar Seguro. Reúna seus instrumentos de improvisação e explore musicalmente o andamento e o ritmo de seu lugar seguro, sua melodia e tonalidade, seu sentido de harmonia, som, textura e estrutura. Observe se há palavras, versos ou rimas especiais que seriam apropriados. Talvez você queira gravar a exploração em fita, para mais tarde ouvi-la toda. Se não sabe escrever nem ler música, poderá fazer um esboço visual como o que se segue, criado por minha aluna Mary, que recorreu a quatro amigos para improvisar o fundo musical de sua Canção do Lugar Seguro utilizando estes instrumentos (que, juntos, representam os quatro elementos, conforme você notará):

Tambor "oceânico" — com uma pulsação respiratória lenta, semelhante às ondas do mar

Bodhran (grande tambor manual irlandês) — com um ritmo forte e firme, semelhante à pulsação de uma montanha

Sino de cristal — com uma pulsação lenta e sussurrante, como ventos celestes
Carrilhão — com intenso júbilo, para vivificar a melodia

Você sempre será bem-vindo em meu coração.
Não importa o que faça,
Haverá sempre um lugar para você.
Você sempre será bem-vindo em meu coração.
Não importa o que diga, sempre me sentirei assim.

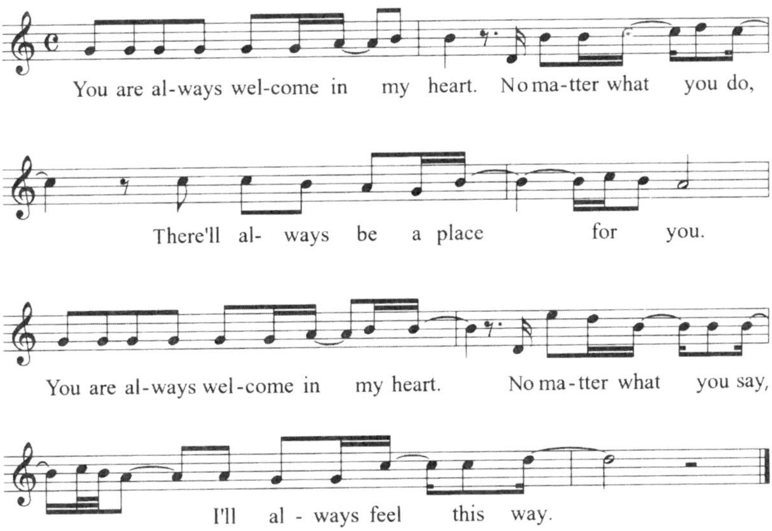
You are al-ways wel-come in my heart. No ma-tter what you do,
There'll al- ways be a place for you.
You are al-ways wel-come in my heart. No ma-tter what you say,
I'll al - ways feel this way.

Mary cantou a letra com o fundo de música improvisada, regendo sua "orquestra" para enfatizar os trechos significativos. Também gravou uma versão apenas instrumental para reconfortar-se nas horas de necessidade.

Quando estiver pronto, você poderá tocar a peça sozinho ou pedir ajuda a amigos músicos, como fez Mary. Grave todas as versões, pois nunca saberá qual será a melhor.

(Nota para leigos: existem teclados de uso fácil e outros instrumentos eletrônicos com progressões de acordes, linhas melódicas e ritmos pré-programados que você poderá utilizar para criar improvisações e canções IME. Ver Apêndice II para mais informações.)

Depois de criar sua Canção do Lugar Seguro, você conseguirá transformar um momento de dramatização (em que, automaticamente, enfrenta conflitos ou sentimentos pungentes assumindo um comportamento inadequado) num momento de cura (no qual se torna testemunha desses pensamentos e sentimentos acabrunhadores), retomando assim contato com seu eu profundo.

Intervalo Musical

Reserve um tempo para observar se está sendo oprimido por pensamentos desagradáveis e caos interior. Os indícios comportamentais incluem sentimento de desamparo ou pânico, desejo de fugir por meio das drogas, impulso para ferir-se e aos outros, confusão emocional e despersonalização (sensação de não ser real, de estar desligado do eu profundo). Faça um intervalo e encontre um local onde possa estar tranqüilo por alguns minutos. Ouça sua Canção do Lugar Seguro e recrie a experiência de sentir-se totalmente a salvo. Se, depois de ouvir a canção, ainda continuar deprimido, pratique a Percepção de Respiração até que esta se torne mais calma e rítmica.

Quando se sentir estruturado e à vontade, transforme-se em testemunha de seus próprios pensamentos, sentimentos e lembranças. Tente não se identificar com nada que aconteça — apenas observe. Acolha toda sugestão ou orientação oriunda do Eu Superior que possa ajudar na solução de seu problema. Sentimentos, pensamentos e imagens se desvanecerão caso você permanecer apenas como testemunha deles.

A Música como Objeto de Transição

Como já mencionamos, a certa altura de seu desenvolvimento emocional fez-se necessário para você dispor de um objeto de transição, como um lençol ou um bichinho de pelúcia, que fosse completamente seu e lhe permitisse cultivar um eu separado de mamãe e papai.[3] Muitas pessoas (como Glória) traumatizadas quando crianças nunca tiveram permissão para possuir objetos de transição. Sem a oportunidade de explorar seu mundo emocional graças a brincadeiras criativas num ambiente seguro, você talvez tenha acabado por sentir-se irreal e até mesmo ignorar quem era. Se essa foi a sua experiência, pode achar difícil acessar a IME nesta altura de sua vida.

Escolha um Instrumento para seu Objeto de Transição

Se isso soar familiar a seus ouvidos, saiba que nunca é tarde para desenvolver um relacionamento com sua parte criativa inata e descobrir seu verdadeiro ser.

Por exemplo, não é incomum para adultos de todas as idades escolher um instrumento musical como uma espécie de objeto de transição. Tocar um instrumento é uma ótima maneira de acionar a criatividade e expandir a capacidade expressiva. Tente, pois, estabelecer um relacionamento agradável com um instrumento relativamente fácil de tocar: flauta doce, pandeiro, harmônica, gaita, piano ou qualquer outro que o atraia.

Eis alguns pontos a ter em mente. O instrumento deve ser tocado apenas por você. Não é necessário ter aulas de música; mas, se preferir isso, encontre um professor que goste de improvisação e seja humano no trato. O instrumento será apenas para a auto-expressão pessoal; terá de mostrar-se capaz, portanto, de encerrar toda a profundidade de seus sentimentos, não importa o que você faça, e exprimir toda uma gama de emoções sem se quebrar. Deverá permitir-lhe explorar com segurança diferentes humores, desejos e sentimentos sem temer rejeição ou aniquilação. (Nota: utilizar um instrumento primário como objeto de transição pode ser contra-indicado no caso de músicos profissionais que começaram a tocar desde tenra idade. Será melhor que você escolha um instrumento completamente diferente ou outro meio relativamente isento de conflitos, como dança, escultura, artes marciais, etc.)

O segredo da ligação com o objeto de transição é o tempo. Convém reservar alguns momentos por dia a fim de conhecer o instrumento, tanto por intermédio do estudo técnico quanto da improvisação, e encontrar modos de expressar-se. Você talvez se mostre impaciente a princípio, sobretudo se o instrumento for difícil de tocar. Mas com uma orientação amistosa e uma prática diligente, começará a ouvir sons que nunca acreditou ser capaz de exprimir.

Lidar com o instrumento é um convite para que sua criança interior saia e vá brincar. As crianças gostam de brincar à vontade e de descobrir coisas por si mesmas (por exemplo, como a harmônica funciona ou como o pandeiro foi fabricado). Se você foi reprimido na infância e forçado a crescer antes do tempo, a sua criança interior se mostrará muito grata. Durante os folguedos, é importante ouvir realmente a criança interior: ela esperou muito tempo para ser ouvida e sentir-se livre.

Continuando a explorar sua relação com o objeto musical de transição, você inevitavelmente abrirá canais profundos de emoção que a criança interior jamais pôde experimentar. Quando isso acontecer, *não pare de tocar*! Será uma boa hora para procurar a ajuda de um terapeuta ou conselheiro profissional, que possa ficar a seu lado durante esse período de purificação. Se continuar tocando, sem dúvida tomará consciência da Inteligência Musical Essencial, que deverá então invocar como uma ferramenta transformacional auto-reflexiva.

A Voz como Objeto de Transição

Também a voz pode ser um objeto de transição.[4] O canto é o meio mais direto de contatar a criança interior. Muitas pessoas traumatizadas, entretanto, têm medo de cantar, especialmente se foram obrigadas, durante a infância, a sufocar emoções e palavras dolorosas. O ato de cantar abre, naturalmente, os *chakras* do coração e da garganta, que são os centros mais associados à IME. Infelizmente, esses centros de energia estão muitas vezes fechados em pessoas ainda às voltas com traumas antigos. (Advertência: quando explorar as dimensões interiores por meio da improvisação musical, seja vocal ou instrumental, as lembranças e os sintomas traumáticos podem ser ativados. Se você se sentir deprimido ou bloqueado, não hesite em procurar ajuda profissional.)

Se decidir usar a voz como objeto de transição, vá devagar a princípio. Comece praticando exercícios de solfejo diariamente, durante várias semanas, para conhecer seu som e sua capacidade vocal. Quando estiver pronto para ir mais fundo, poderá fazer o exercício da Canção da Criança a fim de abrir um espaço musical seguro onde a criança interior consiga cantar sua história.

Canção da Criança

Escolha uma hora e um local em que não vá ser perturbado. Comece com um harmônico simples ou improvisação rítmica (ver p. 134), pré-gravados ou ao vivo, num instrumento harmônico ou de percussão. Depois de apreender a cadência, improvise vocalmente cantando ou fazendo os sons que sentir no momento. Não tema assumir riscos. Explore todo o alcance de sua voz e emoções. Na música, você está seguro. Pode achar-se tolo a princípio, mas por fim fará contato com a criança interior. Grave todas as sessões e ouça-as depois. Ficará surpreso e comovido com o que irá escutar.

Um de meus clientes, músico de *jazz*, praticou essa técnica por várias semanas. Marty contou-me que era como se estivesse canalizando a história real de sua criança interior ferida. O canto trouxe à tona sentimentos intensos e há muito sepultados de raiva, dor e saudade, associados à morte da mãe quando ele tinha 7 anos. Depois de ficar por muito tempo bloqueado criativamente, Marty por fim destrancou as portas dos *chakras* do coração e da garganta. Começou a sentir-se vivo de novo. Gravou as sessões e até utilizou boa parte do material improvisado para compor um ciclo de canções que intitulou de "Canções para Meus Filhos".

Se a improvisação lhe parecer muito ameaçadora, entoar canções populares que se relacionem à sua história pessoal será igualmente bom.[5]

Uma de minhas clientes apaixonou-se pela ária "I Love You, Porgy", da ópera *Porgy and Bess* de Gershwin. (Essa ária fala de uma mulher perturbada, que precisa desesperadamente livrar-se de um amante violento e explorador.) Pedi a Carla que trouxesse a gravação na sessão seguinte, a fim de podermos examinar seus sentimentos com respeito a ela. Na outra semana, Carla apareceu com o CD e declarou-se pronta a "enfrentar a música". Depois de alguns curtos momentos de audição, ela prorrompeu em lágrimas e soluçou perdidamente durante toda a ária. Não tinha palavras para descrever seus sentimentos. Sugeri-lhe que decorasse a letra e a cantasse com acompanhamento meu na próxima sessão.

Uma semana depois, Carla relatou que cantara a ária ao som do gravador todos os dias e nunca chorara tanto na vida. Mas, acrescentou, estava se sentindo também muito mais leve que antes. E quando entoou a canção, os versos que a comoveram foram "Não deixe que ele me manipule e me enlouqueça" e

"Se você me quiser, ficarei com você para sempre e serei muitíssimo feliz". Nas sessões subseqüentes, fiquei sabendo que Carla, uma alcoólatra recuperada, fora abandonada pelo pai muito cedo e, mais tarde, agredida sexualmente pelo amante da mãe. Uma vez que não era seguro para ela expressar o terror, o sofrimento, o ódio e a raiva provocados por aquelas ocorrências assustadoras, eles permaneceram fechados em seu íntimo durante quase trinta anos. Carla pôde finalmente contar sua história e encarar a dor outrora insuportável do abandono, da traição e da violência sexual, e assim dar continuidade à sua vida. Trouxe várias outras canções que permitiam à sua criança interior ferida falar a verdade. Graças a um corajoso trabalho musical, começou a entrar em contato com a IME, o que a ajudou a encher com a luz do verdadeiro eu o penoso vazio associado a seus traumas.

A música clássica também pode servir como objeto de transição. O mestre sufi Pir Vilayat Khan conta a morte de sua querida noiva num acidente de motocicleta, quando eram ambos muito jovens. Não conseguiu comer nem dormir durante semanas; nada podia consolá-lo. Um dia, em desespero, pôs a tocar a *Missa em Si Menor* de Bach. Soluçou ao longo de toda a peça. Por meses, fez questão de ouvir a missa todos os dias, religiosamente. Aos poucos foi se recuperando e voltou a viver. Pir declara que, não fora pela *Missa em Si Menor*, não sabe o que teria sido feito dele.[6] Embora jamais conseguisse substituir a amada noiva, aprendeu a confiar na mensagem arquetípica de esperança e transcendência da música de Bach, agora sua companheira firme e constante nas horas de necessidade.

Lágrimas, a Estrada Real para a IME

A expressão da dor é, paradoxalmente, a estrada real para o despertar da Inteligência Musical Essencial. As lágrimas são a manifestação do amor puro, da criança interior divina que naturalmente espera dos outros afeto, cuidados e proteção. Se você não sentisse amor por você mesmo, pelos semelhantes ou pelo Divino, não choraria. Mas, para algumas pessoas, é muito difícil fazê-lo. Acham suas lágrimas auto-indulgentes, pueris, teatrais, um sinal de fraqueza. Aos homens, em particular, ensina-se a não chorar, pois isso não é viril. Quantos de nós não cerramos o coração porque não nos permitimos lamentar, porque não era seguro mostrar-nos vulneráveis? Chorar é purificar. As lágrimas contêm analgésicos naturais, de mistura com resíduos de hormônios do *stress*, que se tornam tóxicos quando retidos no organismo. Eis por que nos sentimos muito melhores depois de uma boa choradeira.

O choro abre tanto o *chakra* do coração quanto o da garganta, que é o centro da expressão. Quando reprimimos sentimentos, o *chakra* da garganta se fecha. Nesse estado, somos incapazes de acessar a IME, a força interior que carrega a sabedoria e a orientação do Eu Superior. Tornamo-nos incapazes de receber nossa herança divina. As lágrimas abrem caminho para a alma e criam espaço para a verdadeira expressão. Embora você conclua que não existem palavras para exprimir sua dor, às vezes convém falar e, melhor ainda, cantar a respeito dela. Depois que você começa a liberar as lembranças traumáticas específicas de seu ventre, coração e garganta, novas energias fluem para sua vida e tornam a mudança realmente possível.

Quando você se conecta com seu local seguro, compõe sua Canção do Lugar Seguro e liga-se a seu objeto musical de transição, está no caminho para a cura emocional profunda. Mas ainda há trabalho a fazer. Mesmo que seu eu profundo deseje cura e integração, caso você tenha sofrido traumas na infância, abusos ou abandono, existem provavelmente subpersonalidades que detestam crescimento e mudança, esforçando-se para manter a todo custo o *status quo*. Essas subpersonalidades (ou "subs", como um de meus alunos as chama) prendem-se às nossas antigas necessidades de segurança e sobrevivência. Uma vez que estão fixadas, geralmente em níveis primitivos da inteligência emocional, não raro sabotam nossos sinceros esforços adultos em prol do sucesso, da intimidade, da saúde radiante e do autoconhecimento.

Como mencionei anteriormente, as subpersonalidades (a garotinha violentada, as imagens introjetadas dos pais e o inimitável eu falso que exige perfeição absoluta) acham-se muitas vezes congeladas na época do trauma original. Além disso, dentro de cada pessoa traumatizada existe uma subpersonalidade "vítima" (a parte que se sente derrotada e impotente) e uma subpersonalidade "perpetradora" (a parte que reage com violência). A certa altura do desenvolvimento, a subpersonalidade vítima inevitavelmente se identifica com a subpersonalidade perpetradora a fim de sobreviver. Na linguagem psicológica, isso se chama "identificação com o agressor". Muitas vezes essa dinâmica é inconsciente na pessoa traumatizada e dramatiza-se quer pela somatização (o corpo que ataca a si mesmo) quer por ações passivo-agressivas.

De que modo nos tornamos cônscios de nossas subpersonalidades e as deixamos exprimir-se seguramente para reintegrá-las ao eu profundo? O ato de testemunhar é um poderoso instrumento de descoberta das partes de nós mesmos que sabotam nosso crescimento. Comportamentos que denunciam medo, vergonha, ódio, violência, ciúme ou inveja muitas vezes refletem subpersonalidades negativas. Essas emoções fortes costumam ser difíceis de sufocar; mas, com determinação e disciplina, você o conseguirá, tornando-se assim testemunha antes que o dano se materialize.

Dado que as subpersonalidades influenciam nossa vida nos níveis inter e intrapessoal, observe-as cuidadosamente tanto em suas relações quanto em seus desejos e atividades pessoais.

Por exemplo, se em criança você foi privado de amor e vínculos emocionais com seus pais, talvez haja desenvolvido uma subpersonalidade de privação que se sente sempre vazia e tem de encher-se constantemente de alimento, compras ou dramalhões (filmes, novelas, relacionamentos caóticos) para sentir-se plena. Talvez seus pais fossem muito pobres e mostrassem desdém pelos ricos. Em resultado, você agora pode recear a abundância e repelir pessoas ou oportunidades que lhe assegurariam o sucesso. Talvez mostrasse muito talento como dançarino quando pequeno e seus pais ou professores o encaminhassem para a dança profissional antes do tempo; não lhe restou então nenhuma alternativa a não ser desenvolver um falso eu a fim de enfrentar o *stress*. Essa "sub" o tornou perfeccionista em tudo, embora você saiba que lhe convém às vezes descontrair-se e apenas ser o que é. As incongruências entre seu eu profundo (a parte que sabe quem você é e sente-se incondicionalmente amada e apoiada) e suas "subs" (as partes inspiradas pelo medo e limitadas) podem criar uma montanha-russa que esgota suas energias, levando-o à depressão e ao desespero.

Faça, pois, um esforço para assumir a atitude de testemunha e descobrir quando está agindo com base numa mentalidade oprimida, negativa ou destrutiva. Tome nota do que está acontecendo e do que o impulsiona, no Diário de Percepção Sonora e Musical. Verá que os pensamentos, sentimentos, desejos e posturas secundários podem ser atribuídos a uma ou mais de suas subpersonalidades obstinadas. Veja se consegue assinalar e nomear as subpersonalidades debilitantes que se atravessam no caminho de sua alegria e proficiência.

Depois de praticar o exercício de testemunha durante várias semanas, como uma forma de explorar o vazio associado à sua dependência amorosa, Glória descobriu as seguintes "subs" que a impediam de encontrar alegria, intimidade e sucesso na vida:

1. *Criança Demoníaca*. A criança de 5 anos que tudo faz para chamar a atenção. Tenta destruir todas as conquistas adultas que fiz, pois

acha que estará perdida caso eu obtenha sucesso. Quer que eu me dedique a ela vinte e quatro horas por dia; nunca acha que já tem o bastante.

2. *Adolescente Irada*. Expressão favorita: "Deixe-me em paz!" Essa "sub" diz coisas que magoam; controla os outros por meio da raiva; odeia a mãe e os semelhantes; receia a intimidade, o sexo e o amor; está constantemente irritada.
3. *A Frágil*. A criança carente de 3 anos que está sempre com medo, ansiosa por amor, envergonhada, chorosa; assume a posição fetal quando se sente rejeitada; dirá qualquer coisa para ser amada; sente alívio quando os conflitos são resolvidos; quer casar-se, ser amparada e protegida.

Glória empenhou-se também em descobrir alguns dos atributos de seu eu profundo — os poderosos aspectos positivos de si mesma que tanto ela quanto seus amigos admiram:

1. *Deusa*. Parceira ativa nos relacionamentos amorosos.
2. *Cara Amiga*. Amiga sensata e solidária, que vibra com a felicidade de seus amigos.
3. *Espírito Livre*. Muito criativa; sem peias nem entraves.
4. *Profissional Consciente*. Devotada aos clientes, servidora dedicada e artista criativa.

Depois que Glória delineou e identificou suas subpersonalidades, passou a conhecê-las melhor, permitiu que viessem à luz e encontrou meios de atender às suas necessidades, ganhando-lhes a confiança. Pôde também aprimorar seus atributos essenciais positivos, a fim de orientar e estimular suas subpersonalidades menos afortunadas.

Uma das maneiras de travar conhecimento com as subpersonalidades é permitir que se expressem por intermédio do canto espontâneo. Pedi a Glória que deixasse cada "sub" contar sua própria história pela improvisação musical, usando a técnica da Canção da Criança. Ela começou pela mais destrutiva, a Criança Demoníaca. Glória criou um improviso de fundo no seu teclado. Em seguida, após sintonizar a essência da "sub" e, literalmente, *transformar-se* nela, pôs-se a cantar sem esforço, como se aquela criança houvesse esperado toda uma vida para se fazer ouvir. Numa voz destituída de emoção — fria e vazia, com um ritmo maquinal —, ela exprimiu seu desejo de destruir todas as coisas boas, do mesmo modo como fora destruída. Aquela era a voz incrivelmente perturbadora de uma criança cujo espírito se vira mutilado por anos de abuso e negligência.

Algumas semanas depois, Glória estava pronta para explorar a Adolescente Irada. Também essa "sub" revelou-se mais que disposta a contar sua história. Numa voz esganiçada, colérica, fora de controle, a Adolescente Irada gritava para ser ouvida. Cantou a respeito de sua necessidade de alguém suficientemente forte para ajudá-la a lutar contra seus sentimentos desvairados, em vez de puni-la e mandá-la calar-se.

Continuando a trabalhar com suas subpersonalidades, Glória ficou perplexa com as diferenças musicais entre elas e surpresa com a intensidade das emoções oriundas da música. Gravou todas as improvisações. Aconselhei-a a ouvi-las de novo e a elaborar uma frase-chave que captasse a essência de cada uma. Ela usou depois esse material para ativar o Circuito do Dar e do Receber.

Frases-Chave da Canção de Glória

Criança Demoníaca. "Sou sua criança demoníaca. Estou fora de controle. Tudo o que você amar, eu destruirei. Sou mamãe. Tenho de ser boazinha com mamãe. Não me importo se ela quebrar qualquer coisa de que você goste."

Adolescente Irada. "Preciso de alguém que enfrente conflitos e resista a eles. Não preciso matar-me."

A Frágil. "Por favor, não me abandone nas horas de necessidade. Mostreme como posso ser útil."

As improvisações das subpersonalidades de Glória estão repletas de emoções dilacerantes e recalcadas, que só se pode experimentar em estados alterados de consciência. No entanto, esse tipo de emoções precisa ser exteriorizado antes que a verdadeira mudança ocorra. A técnica da Canção da Criança é um meio eficaz de obter para essas subpersonalidades um lugar seguro.

Ao encerrar seu ciclo de canções, Glória teve uma experiência de *Tantra* Musical espontânea (resolução das polaridades graças à improvisação musical) e criou outra peça, que chamou de "Novamente Humilde". Sua frase-chave, oriunda do eu profundo, era "Amém, amém, sou novamente humilde. Por favor, mostre-me o caminho para obedecer e orar". Quando cantou a canção, uma onda de amor e compaixão banhou Glória das profundezas de seu ser. Sentia-se maravilhada e agradecida, certa de poder utilizar essa nova energia para transformar suas subpersonalidades carentes.

Quando você se familiarizar com a música de suas subpersonalidades, conseguirá ativar o Circuito do Dar e do Receber para melhor entendê-las e dar-lhes exatamente aquilo de que necessitam. Esse exercício facilita a cura profunda e a transformação das subpersonalidades pouco desenvolvidas.

É diferente do exercício de *Tantra* Musical, que emprega a IME a fim de resolver polaridades arquetípicas universais. A técnica do circuito enfatiza sobretudo a exploração e a resolução de paradas de desenvolvimento, originadas de antigos traumas. Essas pausas, que se manifestam no comportamento desequilibrado de subpersonalidades obstinadas, podem prejudicar os relacionamentos interpessoais e o autoconceito.

O Circuito do Dar e do Receber com as "Subs"

PARTE I — **Identifique cada subpersonalidade e dê-lhe voz.**

Crie um motivo musical que identifique cada "sub" *negativa*.

Crie um motivo musical que identifique cada "sub" *positiva*.

Aprenda a discernir as diferentes "subs" que dominam sua personalidade.

Quais os pontos fortes e fracos de cada uma?

Memorize o motivo musical de cada "sub".

Que "sub" negativa poderá ser ajudada por uma positiva?

Faça um desenho ou colagem que represente a essência de cada subpersonalidade (positiva e negativa). Você poderá ainda encontrar um objeto (boneca, animal de pelúcia, etc.) que lhe evoque fortemente determinada subpersonalidade.

PARTE II — **Ative o Circuito do Dar e do Receber para cada subpersonalidade.**

Comece com a subpersonalidade mais carente. Coloque o desenho ou objeto que a representa numa cadeira, diante de você, e reúna seus instrumentos de improvisação. Ative a atitude impessoal e sintonize-se com a energia da subpersonalidade carente. Escolha um instrumento (ou use a voz) para dar a essa subpersonalidade aquilo de que ela necessita. Procure receber subsídios dela. Saberá se completou o circuito quando notar uma mudança de energia. Deverá sentir-se profundamente calmo, equilibrado e maravilhado com o poder do processo. (Nota: enquanto estiver tocando, receberá mais informações sobre a "sub", como sua razão de ser, lembranças ou indicações a respeito do que ela espera de você. Não deixe de registrar essas indicações no diário, para futuros trabalhos.)

Talvez queira trabalhar mais de uma vez com uma "sub" em particular. Saberá se foi bem-sucedido quando notar uma mudança na atitude e no tom sentimental da "sub". Observará também uma mudança qualitativa no relacionamento com você mesmo e os outros.

Deixe escoar um tempo — de uma a quatro semanas — antes de passar a outra subpersonalidade. A extensão de tempo depende do grau de mudança que experimentar com a primeira.

Poderá igualmente tentar a técnica dos papéis, pela qual buscará a ajuda de um amigo ou terapeuta que interpretará a subpersonalidade carente. Faça isso caso se sentir intimidado por uma ou mais "subs". Torne a experiência o mais segura e confortável possível.

Uma vez que o Circuito do Dar e do Receber exige passagem para um estado alterado de consciência, é importante que você *se equilibre e se concentre em seguida*. Se sua interação com uma subpersonalidade foi particularmente difícil ou deixou-o vulnerável, cerque-se de luz branca antes de partir para outras atividades. Isso o fará sentir-se protegido e tranqüilo.

Glória escolheu o Circuito do Dar e do Receber a fim de trabalhar com sua Adolescente Irada. Ao fazer de si mesma um desenho com a idade de mais ou menos 14 anos, lembrou-se de ocasiões em que recebia mensagens confusas da mãe. Esta, por exemplo, queria-a bonita, mas um belo dia, sem uma palavra de explicação, cortou-lhe os longos cabelos, de que Glória tanto se envaidecia. A mãe também a queria magra, mas forçava-a a engolir generosas porções de carne e carboidratos. Além disso, Glória aprendeu que o sexo era proibido na sua idade, mas tinha de ouvir a mãe discorrer interminavelmente sobre os detalhes picantes dos romances que lia. Acrescentando um toque final ao retrato, Glória desenhou um grande *A* (de *achievement*, "sucesso") no peito, significando com isso que, embora fizesse tudo corretamente e obtivesse as melhores notas na escola, nada bastava para contentar seus pais.

Sentindo-se inerme e sem esperanças após encarar essas recordações, Glória colocou seu auto-retrato numa cadeira, bem à frente. A fim de equilibrar-se e concentrar-se, praticou o exercício da percepção de respiração, seguido de vários ciclos de respiração alternada pelas narinas. Quando a mente-corpo se tornou mais serena, Glória assumiu a atitude impessoal. Levou alguns minutos até sintonizar o auto-retrato da Adolescente Irada. Lançou mão então de um grande gongo e pôs-se a tocar.

Enquanto rufava nas bordas do instrumento, produzindo um bonito som cantante, mais imagens vieram à tona. Lembrou-se da eterna mensagem dupla da mãe, "Vou bater-lhe porque a amo". No entanto, Glória agora se sentia segura, amparada pelos sons fortes da música. Mais tarde, explicou: "A música me permitiu compreender o que estava errado nos meus anos de adolescência e, ao mesmo tempo, o que teria sido certo." Assim, a música funcionou tanto como testemunha quanto como refúgio para a subpersonalidade ferida de Glória.

Depois do exercício de circuito, Glória percebeu que a Adolescente Irada precisava de um lugar seguro em que não fosse julgada nem rejeitada, podendo desse modo partilhar suas aflições. Descobriu também que sua "sub" precisava de alguém capaz de impor-lhe uma autodisciplina suave, mas firme, em vez de ameaças e manipulações. Glória lembrou-se subitamente de sua professora de piano favorita, que se mudara quando ela tinha 8 anos. "A Sra. Spader realmente gostava de minha música e encorajava-me a aprender com amor, não com medo." Sugeri-lhe que procurasse imitar a didática da Sra. Spader sempre que sua Adolescente Irada necessitasse de orientação e pulso firme.

Os passos seguintes irão ajudá-lo, em sessões subseqüentes, a aperfeiçoar a sua capacidade de usar o Circuito do Dar e do Receber para contatar, curar e reintegrar subpersonalidades no todo de seu ser.

1. Procure determinar a idade mental de sua "sub". Isso o levará a compreender por que ela age daquela maneira. Se, por exemplo, sua subpersonalidade estiver entre as idades de 2 e 7 anos, sua percepção da realidade será egocêntrica e seus pensamentos, concretos — as coisas serão brancas ou pretas, inteiramente boas ou inteiramente más. Com toda a probabilidade, sua capacidade de agir e comunicar-se também se mostrará limitada. Depois que você descobrir até que ponto essa "sub" é emocionalmente pouco desenvolvida, sentir-se-á mais receptivo e compassivo, assumindo a responsabilidade, como adulto concentrado no eu profundo, de acolhê-la pacientemente. Dois ótimos livros que o ajudarão a entender os principais problemas de desenvolvimento na vida são *Homecoming: Reclaiming and Championing Your Inner Child* e *Bradshaw on: The Family*, ambos do especialista em recuperação John Bradshaw.[7]
2. Determine com clareza aquilo de que a "sub" necessita para crescer e ofereça-lhe isso sempre que ela tentar assumir o controle.

3. Ajude sua "sub" a entreter um relacionamento com um poder superior. Muitas crianças traumatizadas se tornam cínicas e coléricas com respeito a Deus. Você ajudará suas jovens "subs" a enfrentar tais sentimentos introduzindo mais beleza em sua própria vida: gaste mais tempo deleitando-se com a majestade, a paz, a harmonia e a perfeição da natureza, que é o aspecto mais puro do Ser Absoluto. Faça intervalos regulares para usufruir descontraidamente a música e as imagens de seu lugar seguro. Quanto mais tranqüilidade criar em seu mundo interior, mais suas "subs" se sentirão livres para confiar em seu Poder Superior.
4. Dê à sua "sub" a oportunidade de explorar com segurança sentimentos de ódio, raiva e angústia. Toda criança precisa de um lugar seguro onde possa dar vazão a sentimentos dolorosos. Use as técnicas da Canção da Criança e do Circuito do Dar e do Receber. Quando esses sentimentos são reconhecidos e liberados, o veneno (dor e limitação) se transforma em remédio.

Meditação com Mantra e IME

Tudo feito e dito, resta ainda uma prática relacionada à Inteligência Musical Essencial que é surpreendentemente simples e maravilhosamente eficaz para transformar as feridas do abuso e do abandono. Pode ser empregada sozinha ou em conjunção com outros exercícios deste livro. Trata-se da meditação com mantra. Consiste em repetir um *mantra* (sílaba-semente universal e divina) mentalmente, várias vezes e com total concentração, até que a consciência se misture à essência da sílaba e alcance um estado de profunda paz e equilíbrio. A força da meditação com mantra vem da essência divina inerente ao próprio mantra. Repetindo essa palavrinha ao longo da sessão de meditação e durante o dia inteiro, você reprograma sua mente inconsciente para fazê-la irradiar a essência do mantra em lugar do fluxo de pensamentos e sentimentos que o mantém aferrado ao ego.[8] Ao encarar os medos, a paralisia, a hostilidade e o desespero associados a antigos traumas, repetir o mantra pode instantaneamente reconduzir você ao seu verdadeiro ser. Seus efeitos são cumulativos. Quanto mais repetir o mantra, sobretudo se estiver em poder de subpersonalidades negativas, mais força espiritual você ganhará para transformar sua vida e atingir estados mais elevados de consciência.

Embora muitas pessoas recebam mantras pessoais durante cerimônias formais de iniciação, você poderá também meditar profundamente graças a um poderoso mantra universal, *so-ham*. Segundo os místicos hindus, *so-ham*, que significa "Eu sou isto", representa o som natural de sua respiração (*so*, inspiração; *ham*, expiração). O célebre yogue hindu Sri Swami Rama explica: "Você respira a grande energia cósmica, a energia que nos faz nascer, e por meio desse ato entra em associação com o Divino."[9] No dizer de Rama, só existe uma fonte de energia para todos nós e *so-ham* vai aos poucos nos despertando para ela. Quando apreendemos essa verdade essencial, continua Rama, já não há necessidade de julgamento, cobiça, medo e sofrimento.

Meditação com Mantra

Pratique a meditação com mantra na mesma hora e no mesmo lugar todos os dias. Algumas pessoas gostam de meditar logo pela manhã; outras, antes de recolher-se. Seja constante, de modo a fazer com que a meditação diária talhe um sulco permanente em sua consciência. Escolha um local confortável, onde não vá ser perturbado.

Faça primeiro um leve exercício de relaxamento, depois alguns ciclos de respiração alternada pelas narinas e por fim alguns minutos de Percepção da Respiração. Quando se sentir descontraído, equilibrado e concentrado, inspire silenciosamente em *SO* e expire em *HAM*. Continue por cerca de vinte minutos. Se pensamentos, sentimentos ou outras distrações aparecerem, ignore-os e concentre-se de novo no mantra. Com o tempo, seus pensamentos se aquietarão, sua respiração se tornará mais lenta e profunda, e você gradualmente se sentirá mais calmo e sereno.

A meditação com mantra penetra todas as camadas e vai diretamente ao cerne do seu ser, onde reside a paz. Você obterá essa paz, ao longo de todo o dia, se repetir em silêncio o mantra enquanto estiver empenhado em qualquer atividade. Com a prática, você e a sua natureza essencial irão tornar-se uma coisa só — que é paz, bem-aventurança e felicidade. A meditação ajudará você a perceber que a identificação com os objetos mentais nada tem que ver com a sua natureza essencial. Quanto mais sua mente se mover no rumo do silêncio, mais criativa e dinâmica se revelará. A meditação com mantra também acalma o sistema nervoso e estimula a vitalidade, sendo um complemento perfeito para todas as técnicas referentes à Inteligência Musical Essencial. À medida que sua prática de meditação com mantra for se aprofundando, você começará naturalmente a romper seus apegos egóticos e a compreender que é apenas uma onda no oceano da bênção. Sentir-se-á livre de todos os medos, sabendo que o núcleo da consciência — a fonte de sua Inteligência Musical Essencial — está justamente dentro de você.

Depois de penetrar cada camada com o gládio flamejante da IME, você se torna um com o eu — sua verdadeira essência. Nesse estado de ser, obtém a sabedoria perfeita. Não lhe resta mais nada a aprender, nada a fazer. Sem dúvida, teve lampejos dessa consciência transcendente ao fazer os exercícios aqui contidos. Com a prática, experimentará períodos mais extensos de pura consciência, até a compreensão do eu transformar-se na sua única realidade.

Hazrat Inayat Khan, o grande músico clássico persa e mestre sufi, alcançou esse estado de ser graças à sua profunda relação espiritual com a música:

> Primeiro, eu acreditava sem hesitação na existência da alma. Depois, quis investigar o segredo de sua natureza. Perseverei na busca de minha alma e descobri, por fim, que eu próprio era a capa dessa alma. Dei-me conta de que aquilo que dentro de mim acreditava, investigava, perseverava e descobria (e era descoberto) nada mais era que minha alma. Agradeci à treva que me conduzira para a luz e reverenciei o véu que preparara para mim a visão na qual me vi refletido, a visão produzida no espelho de minha alma. Desde então tenho visto todas as almas como a minha própria e a minha própria como todas. E que gáudio ao perceber que só eu existia, se é que existia alguém, que sou tudo e todos, e que serei o que quer que exista no futuro! Não houve termo para minha felicidade e alegria. Verdadeiramente, sou a semente e a raiz, tanto quanto o fruto da árvore da vida.[10]

As palavras de Khan revelam que é de fato possível alcançar um estado de pura consciência e bem-aventurança mediante uma duradoura devoção à música. Permita que a música seja sua amiga e guia ao longo da jornada de sua existência. Deixe que a Inteligência Musical Essencial o reconduza ao lar.

Apêndice I

Localização dos Exercícios

Exercício

Apêndice II

Equipamentos

Equipamentos Musicais

Para leigos: a fim de criar música de fundo para suas canções (de Ninar, de Abundância, da Alma, do Lugar Seguro), os seguintes equipamentos são ideais e baratos:

Qchord: Digital Songcard Guitar, Suzuki
Yamaha DD35 Digital Drums
Roland MC303 Drum machine/analog synth

Teclados

Teclados Casio: diversas opções. Algumas têm boa variedade de ritmos e trilhas interessantes. Acordes fáceis de tocar

A Yamaha também fabrica um bom teclado portátil:
Yamaha DJX2 (ritmos contemporâneos); fácil de tocar

Programas Musicais de Computador para Leigos

Para usuários de MacIntosh: Metasynth, UI Software; desenho sonoro e síntese seqüencial para os usuários com tendência visual; você poderá de fato "pintar" com sons

Para usuários de PC; Reason, Propeller Heads; classificador, seqüenciador e sintetizador virtual analógico

Instrumentos Étnicos/Acústicos

Para congas: Latin Percussion, Inc., www.lpmusic.com

Para tambores manuais e "oceânicos": Remo, Inc., www.remo.com

Para Sugestões de Escolha de Instrumentos Musicais para Fins Terapêuticos

Joe Piccinnini, MA, MT-BC, Diretor
Richmond Music Center
25 Page Avenue • Staten Island, NY 10309
Fone: 718-967-4686
www.richmondmusiccenter.com

Kirsten Nelson, MA, MT-BC
Music therapy consultant
West Music
P. O. Box 5521, 1212 Fifth Street • Coralville, IA 52241-0521
800-397-9378
www.westmusic.com

Terapia Musical

American Music Therapy Association
8455 Colesville Road
Suite 930 • Silver Spring, MD 20910
301-589-3300
Informação e equipamentos de terapia musical

Associações Ligadas à Música

Music Educators National Conference (MENC)
Informações em geral sobre educação musical
www.menc.org

National Association of Music Merchants
Promove educação musical; faz pesquisas sobre a música e o cérebro
www.namm.com

Musicians' Wellness, Inc.
Organização de terapia musical, sem fins lucrativos, dedicada a atender às necessidades de saúde mental e comportamental de músicos profissionais
www.musicianswellness.org

Cursos de Yoga, Meditação e Autotransformação

Himalayan International Institute of Yoga Science and Philosophy of the USA
RR I Box 400 • Honesdale, PA 18431
www.HimalayanInstitute.org

Música e Visualização

Association for Music and Imagery
P. O. Box 4286 • Blaine, WA 98231-4486
360-756-8096
Jim Rankin, Executive Secretary
Informações sobre GIM; programas de treinamento profissional nacionais

Livros sobre Terapia e Cura Musical

MMB Music, Inc.
Contemporary Arts Building
3526 Washington Avenue • St. Louis, MO 63103
314-531-9635
www.mmbmusic.com

Seminários sobre Improvisação

Music for People
376 Newtown Turnpike • Redding, CT 06896
203-938-0367
Seminários sobre improvisação conduzidos pelo violoncelista David Darling

Healthy Sounds
Barry Bernstein, Director
P. O. Box 40304 • Overland Park, KS 66204
913-888-5517

Seminários de improvisação com música de percussão
www.healthysounds.com

Para maiores informações sobre cursos, seminários, aulas e consultas com a Dra. Louise Montello, acesse www.essentialmusicalintelligence.com ou ligue/escreva para:

4 Washington Square Village
Suite 13J • New York, NY 10012
Fone/fax: 212-473-8753

Os seguintes CDs e fitas sobre IME, por Louise Montello, também estão disponíveis para venda no endereço eletrônico acima:

Music of the Five Elements
Music for Balancing Breath/Energy Currents
EMI Breathing/Relaxation Exercises (com música de fundo improvisada)
Toning the Five Elements

Séries de Meditação IME orientada:

Opening Your Heart
Creating Abundance
Opening to Creativity
Overcoming Anxiety
Antidote to Procrastination
Overcoming Addictions
Your Safe Place Meditation
Ambient EMI Music for the Workplace
EMI Music for Dogs
EMI Music for Cats

Apêndice III

Sugestões de Fitas de Visualização Musical

A Música do Amor

Felix Mendelssohon, *Symphony No. 4, Italian* (Maag-MCA; Davis—Philips)
Gustav Mahler, "Adagietto", da *Symphony No. 2* (Previn—Angel)
Gustav Mahler, "Adagietto", da *Symphony No. 5* (Kubelih—DGG)
Andre Messager, *The Two Pigeons* (Lanchbery—EMI)
Richard Wagner, "Liebstod", de *Tristan und Isolde,* adagio romântico (Karajan—DGG)
J. S. Bach, "Air on the G String", de *Bach's Greatest Hits* (BMG Classics)

A Música da Coragem

Vangelis, *Chariots of Fire*, trilha sonora (Polydor)
Charles Gounod, "Sanctus", de *Saint Cecilia Mass* (Norman, Gibson—Philips)
Unfold Ye Portals of Creation (Mormon Tabernacle Choir, Ormandy—Columbia)
Marisa Robles, *The Narnia Suite* (EMI)
Ludwig van Beethoven, *Leonore Overture No. 3*; *Egmont Overture* (Karajan—DGG)
Joonas Kokkonen, *Requiem* (Soderblom—Finlandia)

A Música da Luz

Alexander Gretchaninov, *Holy Radiant Light* (Ottley—Columbia)
The Sufi Choir Sings Kabir (Cold Mountain Music)
Giuseppe Verdi, "Sanctus", de *Requiem* (Reiner—London)
Eugene Friesen, Paul Halley, *Cathedral Pines* (Living Music)
Herbert Howells, *Hymns of Paradise* (Willcocks—EMI)

A Música da Criatividade

Daniel Kobialka, "Sleepers Awake" e "Sheep May Safely Graze" (J. S. Bach), de *Daniel Kobialka Performs* (Li—Sem)
Georges Bizet, *Symphony in C* (Beecham—EMI)
Cesar Franck, *Psyche* (Strauss-Connoisseur Society)
Henry Mancini, "Meggie's Theme" e "The Thorn Birds Theme", de *In the Pink* (Galway, Mancini—RCA)

A Música da Paz

J. S. Bach, "Largo", de *Concerto for Two Violins in D Minor* (Lautenbacher, Vorholz—Allegro), e *Jesu Joy of Man's Desiring* (Baroque Masterpieces—Sony)
Georgia Kelly, *Sound of Spirit* (Heru, Box 954, Topanga, CA 90290)
Jules Massenet, *Meditation on Thais* (Karajan—DGG)
Paul Hindemith, "Concert of Angels", de *Mathis de Maler Symphony* (Ormandy-Columbia)
Ralph Vaughan Williams, *Symphony No. 3, Pastoral* (Previn—RCA)

A Música da Proteção

Johannes Brahms, *Symphony No. 2*, primeiro movimento (Jochum—EMI)
Zdenek Fibich, *Symphony No. 3* (Belohlavek—Supraphon)
Ludwig van Beethoven, *Symphony No. 2*, segundo movimento (Jochum—EMI)
Ralph Vaughan Williams, *Rhosymedre* (prelúdio)
Giacomo Puccinni, *Madama Butterfly*, Humming Chorus
Gabriel Faure, *Sanctus, Pie Jesu*, de *Requiem* (Hendricks, Plasson—EMI)
Giuseppe Torelli, *Concerti Grossi* (Faerber—Turnabout)

A Música da Saudade

Victor Herbert, *Ah, Sweet Mystery of Life* (Sills, Kostelanetz—Angel)
Aaron Copland, *Fanfare for the Common Man* (Ormandy—Columbia); *A Lincoln Portrait* (Carl Sandburg, Kostelanetz—Columbia)
Alban Berg, *Violin Concerto* (Suk, Ancerl—Quintessence)
Peter Ilich Tchaikovsky, "Andante", de *Symphony No. 5* (Ormandy—Delos)
Frederic Chopin, *Nocturne, Opus 9, No. 2* (Ormandy—Columbia)

A Música do Descontentamento

Franz Joseph Haydn, *Sinfonia Concertante* (Ristenpart—Nonesuch)
Sergei Rachmaninov, *Piano Concerto No. 3* (Horowitz, Ormandy—RCA)
Thomas Arne, *Overtures* (Hogwood—Oiseau)
Gaetano Donizetti, *Miserere* (Maklari—Hungaroton)
Gandhi, trilha sonora (Jarre—RCA)

A Música da Alegria

Gustav Mahler, *Symphony No. 4*, quarto movimento (Blegen, Levine—RCA)
Maurice Ravel, "The Fairy Garden", de *Mother Goose* (Martinson—RCA)
Wolfgang Amadeus Mozart, *Coronation Mass* (Ristenpart—Nonesuch)
Cesar Franck, *Redemption* (Barenboim—DGG)
Ernest Bloch, "Rejoicing", de *Baal Shem* (Mordkovitch, Gerhardt—RCA)
Daniel Kolbialka, *Path of Joy* (Li—Sem Enterprises)

A Música da Cura

Frederick Delius, *Florida Suite* (Beecham—EMI)
Wolfgang Amadeus Mozart, *Violin Concerto No. 3*, movimento lento (Stern, Szell—Columbia)
Franz Joseph Haydn, coros de *The Creation* (Willcocks—EMI)
Sir Arthur Sullivan, *The Lost Chord* (McCormack—RCA)
Yo-Yo Ma, *The Cello Suites Inspired by Bach* (Sony)
Johann Pachelbel, *Canon and Gigue for 3 Violins and Basso Continuo in D* (Baroque Masterpieces—Sony)

A Música da União

Daniel Kolbialka, *Coral Seas, Vivaldi, Largo* (Li—Sem)
Ralph Vaughan Williams, *Sine Nomine: Eor All the Saints* (coro da igreja de São Lucas, San Francisco — Wilson Audiophile)
Sergei Rachmaninov, *Vespers* (Rostropovich—Erato)
Aaron Copland, *Suíte from Our Town; Quiet City* (Abravanel—Vanguard)
Michael Jones, *Wind and Whispers* (Sona Gaia)

A Música da Concentração

Ludwig van Beethoven, *Violin Concerto in D* (Mutter, Karajan—DGG)
Franz Joseph Haydn, *Flute Quartets* (Rampal—Seraphim); *The Heilig Mass* (Marriner—Argo)
Patrick Ball, *Secret Isles* (Fortuna); *From a Distant Time* (Fortuna)
Antonio Salieri, *Sinfonia in D* (Marzendorfer—Musical Heritage)
J. S. Bach, *The Goldberg Variations* (Landowska—RCA); *Fugue in A Minor, Fantasies and Fugues* (Masaaki Suzuki—BIS)
Wolfgang Amadeus Mozart, *Sonata for Two Pianos in D Major* (De Larrocha, Previn—RCA)

A Música da Purificação

Antonio Vivaldi, *Flute Concertos* (Rampal, Scimone—Columbia)
Francis Poulenc, *Concert Champetre—Rustic Concerto* (Van de Wiele, Pretre—Angel)
Evenson, *High Joy* (Soundings of the Planet)
Ennio Morricone, *The Mission* (London Philharmonic—Virgin)

Música para Liberar Energias Bloqueadas

Ludwig van Beethoven, *Symphony No. 7*, quarto movimento (Karajan—DGG) Antonin Dvorak, *Piano Quartet in D.* (Suk—ProArte) Claude Bolling, *Guitar Concerto* (Romero, Shearing—Angel) Ernest Block, *The Voice in the Wilderness* (Starker, Mehta—Ildebrando Pizzetti, *Piano Concerto* (Borini, London) Albert—RCA) Ernest Gold, *Exodus* (Soundtrack—RCA) Alexander Borodin, "Polovtsian Dances", de *Prince Igor* (Ormandhy—Columbia)

A Música da Aflição

Alban Berg, Violin Concerto, *To the Memory of an Angel* (Kremer, Davis—Philips)
James Galway, *Song of the Seashore* (Galway, Iwaki—RCA)
Samuel Barber, *Adagio for Strings* (Shippers—Odyssey)
Johannes Brahms, "Quintet for Clarinet and Strings in B Minor", *Complete Quintets* (Berlin Philharmonic—Philips); *German Requiem* (Karajan, Janowitz, Wachter—DGG)
Schindler's List, trilha sonora (John Williams, Itzhak Perlman—MCA)

Maurice Ravel, *Pavane pour une Infante Defunte,* Bolero (Ozawa, BSO—DGG); Melodies Hebraiques (2); no. 1, Kaddish (Ravel: Works for Piano, Violin and Cello/Laredo et al — Arabesque

J. S. Bach, *Mass in B Minor* (Karajan, Schwarzkopf et al — EMI)

A Música da Contemplação

Marie-Joseph Canteloube, *Songs of the Auvergne* (De Los Angeles, Jacquillat—Angel)

Ludwig van Beethoven, *Symphony No. 9,* terceiro movimento (Furtwängler—EMI)

Gustav Mahler, "Adagio", de *Symphony No. 10* (Haitink—Philips)

A Música da Imaginação

Sergei Prokofiev, *Piano Concerto No. 1* (Graffman—Szell—Columbia)

Henry Mancini, "Meggie's Theme" e "The Thorn Birds Theme", de *In the Pink* (Galway, Mancini—RCA)

Sir Edward Elgar, *Sea Pictures* (Solista: Dame Janet Baker, Barbirolli—EMI)

Claude Debussy, *Clair de lune: Prelude to the Afternoon of a Faun* (Ormandy—Columbia)

Robert Schumann, *Dreams* (Ormandy—Columbia)

Cesar Franck, *Psyche* (Strauss—Connoisseur Society)

Charles Ives, *Symphony No. 2,* primeiro e terceiro movimentos (Ormandy—RCA)

A Música do Fluxo

Frederick Delius, *Summer Night on the River* (Beecham—Seraphim)

Franz Joseph Haydn, *Concerto in D* (DeLarrocha, Zinman—London)

Bedrich Smetana, "The Moldau", de *My Country* (Karajan—Angel)

A Música da Meditação

Kitaro, *Silk Road Suite* (Canyon Records)

Paul DiVietri, *Partita Teresiana* (Teresiana Records)

Ludwig van Beethoven, *Piano Concertos 1 and 3,* segundos movimentos (Perahia, Haintink—Columbia)

J. S. Bach, *Motets* (Willcocks—Argo)

A Música do Poder

Vangelis, *Chariots of Fire*, trilha sonora (Polydor)
Franz Schubert, *Mass No. 6 in E—flat* (St. Johns, Guest—Argo); *Sinfonia Concertante* (Ristenpart—Nonesuch)
Ludwig van Beethoven, *Leonore Overture No. 3; Egmont Overture* (Karajan—DGG)
Sir Arthur Sullivan, *The Lost Chord* (Burrows—London)
Modeste Mussorgsky, "The Great Gate of Kiev", de *Pictures at an Exhibition* (Giulini—DGG)
Richard Strauss, *Alpine Symphony* (Karajan—DGG)
Sir Hubert Parry, *I Was Glad; Jerusalem* (Wicks—Argo)
George Frideric Handel, "Worthy is the Lamb" e "Amen" final, de *Messiah* (Ormandy—Columbia)

Música para Solução de Problemas

Antonin Dvorak, *Piano Quartet in D* (Suk—Pro Arte)
Music of Jubiliee, *J. S. Bach Favorites for Organ and Orchestra* (Biggs, Roznyai—Columbia)
Wolfgang Amadeus Mozart, *Sonata in D Major for Two Pianos*

A Música da Cólera

Carl Orff, *Carmina Burana* (Previn—Angel)
Ludwig van Beethoven, *Symphony No. 5 in C Minor* (Klemperer—Angel)
J. S. Bach, *Tocata and Fugue in D*, arranjo de Leopold Stokowski (Seraphim)
Igor Stravinsky, *Le Sacre du Printemps* (New York Philharmonic, Berstein—Sony)
Bela Bartok, *String Quartet No. 5*, primeiro movimento (Novak Quartet—Philips)
Gustav Holst, "Mars", de *The Planets* (Williams, Strauss/Mehta, Los Angeles—Decca)

A Música dos Anjos

Christopher von Gluck, *Dance of the Blessed Spirits* (Stokowski—Seraphim)
Gabriel Faure, "Sanctus" e "In Paradise", de *Requiem* (Willcocks—Seraphim)
Pablo Casals, *Song of the Birds* (Munroe, Kostelanetz—Columbia)
Paul Horn, *In Concert* (Golden Flute)
Jean Sibelius, *Karelia Overture* (Ormandy—RCA)

A Música da Transformação

Gustav Mahler, *Symphony No. 2, Resurrection*, quinto movimento (Price, Fassbaldner, Stokowski—RCA)
Anton Bruckner, *Symphony No. 9* (Furtwängler—EMI)
Richard Strauss, *Death and Transfiguration*, para orquestra (Previn—Angel); *Four Last Songs*, para solista e orquestra (Norman, Masur—Philips)
Hector Berlioz, *Te Deum* (Abbado—DGG)

Música para Estimular Sentimentos

A Persian Heritage: Classical Music of Iran (Nonesuch Explorer)
Jan Sibelius, *The Bard* (Berglund—EMI)
Thomas Arne, *Overtures* (Hogwood—Oiseau)
Frederick Delius, *Florida Suite* (Beecham—EMI)
Adolph Wiklund, *Concerto No. 2 for Piano and Orchestra* (Westerberg—Caprice)
Ernest Bloch, *Schelomo, Voice in the Wilderness*/Scalfi (Real Sound)
Jean Cras, *Scenes of Children* (Stoll—Cybelia)

A Música da Natureza

Anton Dvorak, *In Nature's Realm* (Kertesz—London)
Paul Horn, *Inside the Powers of Nature* (Golden Flute)
Gustav Mahler, *Symphony No. 4*, terceiro movimento (Szell—Columbia)
Jan Sibelius, *Karelia Suite* (Järvi—Bis)
Ludwig van Beethoven, "The Brook", de *Symphony No. 6*, segundo movimento (Jochum—EMI)
Deuter, *Cicada* (Kuckuck—West Germany)

A Música da Sensualidade

Richard Wagner, *Tristan und Isolde* (Barenboim, Meier, Jerusalem—Teldec)
Maurice Ravel, *Bolero* (Charles Munch/Boston Symphony—RCA)
Alexander Scriabin, "Poem of Ecstasy", *Great Performers of the Twentieth Century* (Stokowski—BBC Legends)
Karl Goldmark, "In the Garden", de *Rustic Wedding Symphony* (Previn—Angel)

Apêndice IV

Sugestões de Músicas Segundo a Energia/Respiração

Energia/ Respiração	Gênero	Artista	Obra
PRANA	Clássico	Ludwig van Beethoven	Moonlight Sonata
	Clássico	Ludwig van Beethoven	Piano Concerto No. 5 in E-flat Major Op. 73 Emperor Concerto
	Clássico	Aaron Copland	Appalachian Spring
	Clássico	Giacomo Puccini	Gianni Schicci
	Folclórico	Simon & Garfunkel	
	Jazz	Miles Davis	
	New Age	Enya	
	Pop	Seal	
APANA	Blues	Junior Kimbrough	
	Clássico	Antonio Vivaldi	Cello Concerto in E Minor
	Pop	Fleetwood Mac	
	Pop	Cassandra Wilson	
	Internac.		
	Internac.	Ladysmith Black Mambazo	Thula Mtwana
	Internac.	Lucky Dube	My Game
	Internac.	Mickey Hart	
	Internac.	Baba Olatungi	African Drumming
SAMANA	Clássico	L. van Beethoven	Symphony No. 5 in C Minor Opus 67
	Clássico	Anton Bruckner	Symphony No. 8 in C Minor
	Jazz	Freddie Hubbard	

(*Muitas dessas seleções foram extraídas do maravilhoso livro de Hal Lingerman,* Life Streams: Journeys into Meditation and Music.)

Seleção	Título CD	Selo
	Beethoven Piano Sonatas	Philips Concert
Adágio	Rubenstein Collection, Vol. 58: Beethoven Piano	RCA Victor Red
	A Copeland Celebration, Vol. 1: Orchestral and Chamber Works	Sony Classical
O Mio Bambino Caro	Kiri — Her Greatest Hits — Live	London/Decca
Bridge Over Troubled Water	Greatest Hits	Columbia
Flamenco Sketches	Kind of Blue	Columbia
Caribbean Blue	Shepherds Moons	Reprise
A Kiss from a Rose	2nd Album	Sire
Crawling King Snake	Soul Blues	Fat Possum
Lento Espressivo	Largo — Music for Dreaming	Arte Nova
Gold Dust Woman	Rumours	Warner Bros.
You Don't Know	Blue Light 'Til Dawn	Blue Note
What Love Is		
Eleggua	Rhytms of Cuban Santeria	Smithsonian Folkways
African Lullaby	Inala	Shanachie
South African Legends	Victims	Shanachie
Island Groove	Planet Drum	RYKODISC
	Drums of Passion	Columbia
Allegro con Brio	Beethoven et al.: Symphonies	Platinum Entertainment
Finale	Symphony No. 8 in C Minor	Magic Master
Breaking Point	Breaking Point	Blue Note

Energia/ Respiração	Gênero	Artista	Obra
SAMANA	Pop	Marvin Gaye	
	Pop	Pearl Jam	
	Pop	Marilyn Manson	
	Pop	Sting	
UDANA	Blues	Otis Redding	
	Clássico	I. Stravinsky	Le Sacre du Printemps
	Clássico	A. Vivaldi	
	Pop	Tori Amos	
	Pop	Whitney and Cissy Houston	
	Pop	Janis Joplin	
	Pop	Brian McKnight	
	Pop	Alanis Morrisette	
	Pop	Stevie Nicks	
	Teatro	Jonathan Larson	Rent
VYANA	Clássico	L. van Beethoven	Symphony No. 6 in F Major Op. 68
	Clássico	Claude Debussy	Suite Bergamasque
	Jazz	Miles Davis	
	New Age	Deuter	
	Pop	Tracy Chapman	
	Pop	Marvin Gaye	
	Pop	Pearl Jam	
	Pop	Radiohead	
	Pop	Led Zeppelin	
	Teatro	Jonathan Larson	Rent
	Internac.	Sheila Chandra	
	Internac.	Vusi Mahlasela	

Seleção	Título CD	Selo
Got to Give It Up	The Very Best of Marvin Gaye	UTU
Animal	Vs.	Epic
The Beautiful People	Anti-Christ Superstar	Interscope
A Desert Rose	Brand New Days	China
I Can't Turn You Loose	Live in Europe	Atlantic
Danse Sacrale	Mussorgsky/Karajan	Musikfest
Agitata da due venti	Live in Italy: Thibaudet et al.	London/ Decca
Sugar	To Venus and Back	Atlantic
I Knew Him So Well	Whitney	Arista
Down on Me	Janis Joplin in Concert	Columbia
Last Dance	Back at One	Motown
You Oughta Know	Jagged Little Pill	Maverick
Edge of Seventeen	Timespace Best of Stevie Nicks	Modern
Seasons of Love	Original Broadway Cast	Dream Works
Andante molto mosso	Music for a Stress-Free World	RCA Victor
Clair de lune	Night Songs	London/Decca
All Blues	Kind of Blue	Columbia
Wind & Mountain	Stress Busters — Music for a Stressless World	New Earth
I'm Ready	New Beginning	Elektra
Sexual Healing	Soulful Sound	Sony Classical
Who You Are	No Code	Epic
Paranoid Android	OK Computer	Capitol
Whole Lotta Love	The Song Remains the Same	Swan Song
No Day but Today	Original Broadway Cast	Dream Works
Roots and Wings	Roots and Wings	Narada
Kuyobanjani Na?	South African Legends	Putumayo

APÊNDICE V:

Sugestões de Músicas Segundo o Elemento

Elemento	Gênero	Artista	Obra
TERRA	Clássico	J. S. Bach	French Suite No. 5 in G Major
	Clássico	Henryk Górecki	Symphony No. 3 Op. 36 ('76)
	Clássico	Cláudio Monteverdi	Magnificat
	Clássico	Igor Stravinsky	The Rite of Spring
	New Age	The Gyuto Monks	
	Pop	Fiona Apple	
	Pop	Lauryn Hill	
	Internac.	Burkina Faso	The Pulse of Life
ÁGUA	Clássico	G. F. Handel	
	Clássico	Lou Harrison	Gamelan Music
	Clássico	Thomas Tallis	Spem in Alium
	Folclórico	James Taylor	
	Jazz	Miles Davis	
	Jazz	Billie Holliday	
	Jazz	Robert Johnson	
	Jazz	Dave Matthews	
	New Age	Paul Horn	
	Pop	Marvin Gaye	
	Rock	Santana	
	Internac.	Phillip Glass	Passages
	Internac.	Friedrich Smetana	My Country
FOGO	Clássico	George Bizet	The Pearl Fishers
	Clássico	Alexander Borodin	Prince Igor
	Clássico	Anton Dvorak	Symphony No. 9 in E Minor Op. 95

Seleção	Título CD	Selo
Sarabande	Baby Needs Baroque	Delos
Lento	Symphony No. 3	Nonesuch
	A History of Baroque Music — Sacred Music	Harmonia Mundi
Dance of the Earth	Le Sacre du Printemps	Sony Classical
	The Gyuto Monks: Tibetan Tantric Choir	Windham Hill
Slow Like Honey	Tidal	Work Group
The Miseducation of Lauryn Hill	To Zion	Columbia
Sarafina	Global Meditation	Ellipsis Arts
Cara Sposa	Arias	ABC Classics
Gending Alexander	Gamelan Music	Musicmasters
Spem in Alium	Winchester Cathedral Choir	Hyperion
Steam Roller	Best Live	Sony Classical
All Blues	Kind of Blue	Columbia
Can't Help Loving 'Dat Man	This Is Jazz No. 32	Columbia
Kind Hearted Woman	King of Delta Blues	Legacy
Crash into Me	Crash	RCA
Heart IV, VIII	Inside the Taj Mahal	Kuchkuck
Let's Get It On	Great Songs & Performances	Motown
Smooth	Supernatural	Arista
	Original Music Composed by Ravi Shankar & Phillip Glass	BMG
Moldau	The Moldau	Angel
Au Fond du Temple Saint	Jussi Björling: "The Pearl Fischers" Duet	RCA Victor
Polovetsian Dances	Splendors of Russian Opera	London/Decca
Allegro confuocco	Symphony No. 9 in E Minor Op. 95	London/Decca

Elemento	Gênero	Artista	Obra
	Clássico	Astor Piazzolla	María de Buenos Aires
	Clássico	Gioachino Rossini	La gazza ladra
	Pop	Gloria Estefan	
	Pop	Sérgio Mendes	
	Rock	Jimi Hendrix	
	Rock	Pearl Jam	
	Rock	Nine Inch Nails	
	Rock	Rusted Root	
AR	Clássico	J. S. Bach	Brandenburg Concerto No. 4
	Clássico	L. van Beethoven	
	Clássico	L. van Beethoven	Romance No. 2 in F Major Op. 50
	Clássico	L. van Beethoven	Symphony No. 7 in A Major Op. 92
	Clássico	Gustav Holst	The Planets
	Folclórico	Joni Mitchell	
	Gospel	Audra McDonald	
	Jazz	John Coltrane	
	Jazz	Sarah Vaughn	
ÉTER	Clássico	Ian Anderson	Divinities
	Clássico	Gustav Holst	The Planets
	Clássico	Erik Satie	Gymnopédie
	Clássico	Johannes Symonis	Secular Music of the Chantilly Codex
	Jazz	Pat Metheny and Lyle Mays	
	New Age		Gregorian Chant
	New Age	Brian Eno	
	New Age	David Garfield	

Seleção	Título CD	Selo
Yo Soy María	María de Buenos Aires	Teldec
Overture	Favorite Opera Overtures	Sony Classical
Get on Your Feet	Cuts Both Ways	CBS
Mas Que Nada	Foursider	A & M
Stepping Stone	First Rays of the New Rising Sun	MCA
Do the Evolution	Yield	Epic
We're in This Together	The Fragile	Nothing
Drum Trip	When I Woke	Mercury
	Baroque Treasures, Vol. 2	Laserlight
Für Elise	Beethoven & Bedtime	Philips
	Violin Concerts, Romances	Deutsche Grammophon
Allegretto	Great Performances of the Twentieth Century	BBC Legends
Jupiter	The Planets	London
Help Me	Court and Spark	Elektra
Come Down From the Tree	How Glory Goes	Nonesuch
Persuance	Love Supreme	Impulse
Great Day	After Hours	Blue Note
In a Stone Circle	Divinities	EMI Angel
Venus	The Planets	Decca
	Piano Works	EMI
Puisque je suis fumeux	Ars Magis Subtiliter	New Albion
As Falls Wichita	As Falls Wichita	ECM
	World of Gregorian Chant	Pro Arte
Music for Airports	Ambient	Cala Recordings
Eternal Morning	Atmospheres and Nature's Retreats	St. Clair

Notas

Introdução:

1. Sufi Inayat Khan, *Music* (NovaYork: Samuel Weiser, Inc., 1962), 8.

Capítulo 1: *Sua Inteligência Musical Essencial*

1. Kirk Franklin, *God's Property* (B—Rite Music, 1997).
2. *The I Ching or Book of Changes* (Princeton: Princeton University Press, 1950), 68.
3. Robert Bly, *The Kabir Book* (Boston: Beacon Press, 1993).
4. Doc Childre e Howard Martin, *The HearthMath Solution* (San Francisco: HarperSanFrancisco, 1999), 31. [*A Solução Hearthmath*, publicado pela Editora Cultrix, São Paulo, 2000.]

Capítulo 2: *A Música do Corpo*

1. Kahlil Gibran, *The Prophet* (Nova York: Knopf, 1951).
2. Swami Rama, Rudolph Ballantine e Swami Ajaya, *Yoga and Psychotherapy: The Evolution of Consciousness* (Honesdale, PA: Himalayan Institute, 1976), 98.
3. Steven Locke e Douglas Colligan, *The Healer Within* (Nova York: Mentor Books, 1986), 19.
4. Randall McClellan, *The Healing Forces of Music* (Element, Inc., 1991), 38.
5. "Physiology, Mathematics, Music, and Medicine: Definitions and Concepts for Research", *in MusicMedicine*, org. Rosalie Rebollo Pratt e Ralph Spintge (St. Louis: MMB Music, Inc.), 3.
6. Louise Montello, Ted Coons e Jay Kantor, "The Use of Group Music Therapy as a Treatment for Musical Performance Stress", *Medical Problems of Performing Artists* 5, no. 1 (1990): 49-57.
7. Edgar E. Coons, Louise Montello *et al.*, "Confidence and Denial Factors Affect Musicians' Postperformance Immune Response", *International Journal of Arts Medicine* 4, no. 1 (1995): 4-14.
8. Phil Nuernberger, *Freedom from Stress* (Honesdale, PA: Himalayan Institute, 1991), 51.
9. Dale Bartlett *et al.*, "The Effects of Music Listening and Perceived Sensory Experiences on the Immune System as Measured by Interleukin-I and Cortisol", *Journal of Music Therapy* 30 (1993): 194-209.

10. Barry B. Bittman *et al.*, "Composite Effects of Group Drumming Music Therapy on Modulation of Neuroendocrine-Immune Parameters in Normal Subjects", *Alternative Therapies* 7, no. 1 (janeiro de 2002): 38.
11. George Leonard, *The Silent Pulse* (Nova York: Bantam, 1978), xii.
12. Hans Jenny, *Cymatics*, vol. 2 (Basilius Press, 1974), 7.
13. Ian Wickramasekera, "Secrets Kept from the Mind but Not the Body or Behavior: The Unsolved Problems of Identifying and Treating Somatization and Psychophysiological Disease", *Advances* 14, no. 2 (primavera de 1998): 79-164.
14. Ernest Rossi, *The Psychobiology of Mind-Body Healing* (Nova York: W. W. Norton & Co., 1986), 41.
15. Laurel Keyes, *Toning: The Creative Power of the Voice* (Marina del Rey, CA: DeVorss, 1978).
16. Pir Vilayat Khan, *Alchemical Retreat* at the Abode of the Message, New Lebanon, Nova York, 1985.
17. Don Michel e Chris Chesky, "Music and Music Vibration for Pain Relief", org. R. R. Pratt e R. Spintge, *MusicMedicine*, vol. 2 (St. Louis: MMB Music, Inc., 1996), 218-226.
18. At the Addiction Research Center, "Music/Endorphin Link", *Brain/Mind Bulletin* (21 de janeiro e 11 de fevereiro, 1985): 1-3.

Capítulo 3: *A Música como Energia Vital*

1. Hazrat Inayat Khan, *The Music of Life* (New Lebanon: Omega Press, 1983), 201.
2. John Diamond, M.D., seminário sobre *Life Energy in Music*, março de 1987.
3. Tim Wilson, *Chant: The Healing Power of Voice and Ear* (Dallas: Sound of Light, 1984), fita cassete.
4. Paramahansa Yogananda, *Autobiography of a Yogi* (Los Angeles: Self-Realization Fellowship, 1946).
5. Swami Rama, Rudolph Ballentine, M.D., e Alan Hymes, M.D., *Science of Breath* (Honesdale, PA: Himalayan International Institute, 1979).
6. Harish Johari, *Breath, Mind and Consciousness* (Rochester, VT: Destiny Books, 1989).
7. Yogeshwarananda Saraswati, *Science of Soul* (Yoga Niketan Trust, 1964).
8. Charanjit Ghooi, *Bhakti and Health* (Delhi: B. R. Publishing Corporation, 1996).
9. Swami Ajaya, *Psychotherapy East and West: A Unifying Paradigm* (Honesdale, PA: Himalayan Institute, 1983).
10. John Beaulieu, *Music and Sound in the Healing Arts* (Barrytown: Station Hill Press, 1987).

CAPÍTULO 4: *A Música como Mente: Testemunhar*

1. C. G. Jung, *Analytical Psychology, Its Theory and Practice* (Nova York: Pantheon, 1968).
2. Christopher Bollas, *The Shadow of the Object* (Nova York: Columbia University Press, 1987).
3. Diagram of the Vedanta Conception of Mind, de *Yoga and Psychotherapy* (Honesdale, PA: Himalayan Press, 1976), 71.
4. Daniel Goleman, *Emotional Intelligence* (Nova York: Bantam Books, 1995).
5. R. E. Dafter, "Why 'negative' emotions can sometimes be positive; the spectrum model of emotions and their role in mind-body healing", *Advances: The Journal of Mind-Body Health* 12 (1999): 6-19.
6. James W. Pennebaker, *Opening Up* (Nova York: Guilford Press, 1997).
7. Dale Barlett, Donald Kaufman e Roger Smeltekop, "The Effects of Music Listening and Perceived Sensory Experiences on the Immune System as Measured by Interleukin-I and Cortisol", *Journal of Music Therapy* 30, no. 4 (1993).
8. Deforia Lane, "The Effect of a Single Music Therapy Session on Hospitalized Children as Measured by Salivary Immunoglobulin A, Speech Pause Time, and a Patient Opinion Likert Scale", *Pediatric Research* 29, no. 4, part I (1991).
9. Pinchas Noy, "The Psychodynamic Meaning of Music", *Journal of Music Therapy* (março de 1967): 8.
10. Rolando Benenzon, M.D., *Music Therapy in Child Psychosis* (St. Louis: MMB Music, 1982).
11. Motherese — PBS Special, "The Birth of Language", setembro de 1993.
12. Daniel N. Stern, *Diary of a Baby* (Nova York: Basic Books, 1990).
13. Daniel N. Stern, *The Interpersonal World of the Infant* (Nova York: BasicBooks, 1985), 53-61.
14. Suzanne Langer, *Philosophy in a New Key* (Cambridge: Harvard University Press, 1942).
15. Avram Goldstein, "Thrills in Response to Music and Other Stimuli", *Physiological Psychology* 8 (1989): 126-129.
16. Donald W. Winnicott, *Playing and Reality* (Tavistock: Londres, 1971).

CAPÍTULO 5: *A Música como Mente: Brincar*

1. Howard Gardner, *Frames of Mind* (Nova York: Basic Books, 1985).
2. Louise Montello, "The Perils of Perfectionism", *Allegro* (setembro de 1999): 13-15.
3. Jean Berger, "Heart", de *Four Songs* (baseadas em poemas de Langston Hughes, *in Fields of Wonder* (Nova York: Alfred A. Knopf, Inc., 1938, 1947).
4. Arthur Schopenhauer, *The World as Will and Representation*, vols. I e II, trad. ingl. de E. F. J. Payne (Nova York: Dover, 1966).

5. Pir Vilayat Inayat Khan, *Introducing Spirituality into Counseling and Therapy* (Lebanon Springs: Omega Press, 1982), 156.

Capítulo 6: *A Música como Intelecto/Intuição*

1. Swami Ajaya, *Psychotherapy East and West* (Honesdale, PA: Himalayan International Institute, 1983), 243.
2. *Ibidem*, 248.
3. Roberto Assagioli, M.D., *Act of Will* (Baltimore: Penguin Books, 1974).
4. Swami Rama, Rudolph Ballantine e Alan Hymes, *Science of Breath* (Honesdale, PA: Himalayan International Institute, 1979), 104.
5. Hazrat Inayat Khan, *The Music of Life* (New Lebanon: Omega Press, 1988).
6. Kenneth Sylvan Guthrie, *The Pythagorean Sourcebook and Library* (Grand Rapids, MI: Phanes Press, 1987), 95.
7. Alice Miller, *The Drama of the Gifted Child* (Nova York: Basic Books, 1981).
8. Marshall McLuhan, *The Medium Is the Message* (Nova York: Bantam Books, 1967).
9. Larry Dossey, M.D., *Meaning and Medicine* (Nova York: Bantam Books, 1991).
10. Helen L. Bonny e Louis M. Savary, *Music and Your Mind* (Nova York: Station Hill Press, 1990).
11. Susanne F. Fincher, *Creating Mandalas* (Boston: Shambhala, 1991).

Capítulo 7: *A Música da Bênção*

1. William Wordsworth, *The Prelude; or Growth of a Poet's Mind*, editado a partir do manuscrito com introdução, texto e notas críticas a cargo de Ernest De Selincourt (Oxford: Clarendon Press, 1959).
2. Ken Wilber, Jack Engler e Daniel P. Brown, *Transformations of Consciousness* (Boston: Shambhala, 1986).
3. Shirley Rabb Winston, *Music as the Bridge* (Virginia Beach, VA: A. R. E. Press, 1972).
4. Robert Gass, *Chanting* (Nova York: Broadway Books, 1999).
5. Kate Marks, *Circle of Songs* (Lenox, MA: Full Circle Press, 1993).
6. Agradecimentos a David Hykes pelas lições em canto harmônico.
7. Alfred A. Tomatis, M.D., "The Spirituality of the Voice", *Material for Thought* II (San Francisco: Far West Editions, outono de 1986).
8. Ramon Llull, *Abre de filosofia d'amor/Ramon Llull* (Barcelona: Barcino, 1980).
9. *The Impersonal Life* (Marina Del Rey, CA: DeVorss & Co., 1941).
10. James G. Vairgiu, "The Theory: Subpersonalities", *Synthesis* I, no. 1 (1974): 9-47.

Capítulo 8: *A Música do Trauma*

1. Judith L. Herman, *Trauma and Recovery* (Nova York: Basic Books, 1992).
2. Louise Montello, "A Psychoanalytic Music Therapy Approach to Treating Traumatized Adults", *Music Therapy Perspectives* 17, no. 2 (1999): 75.
3. Donald W. Winnicott, "Transitional Objects and Transitional Phenomena", *Collected Papers* (Nova York: Basic Books, 1958).
4. Montello, 76.
5. Louise Montello, "Relational Issues in Psychoanalytic Music Therapy with Traumatized Individuals", *in The Dynamics of Music Psychotherapy*, org. Kenneth Bruscia (New Hampshire: Barcelona Publishers, 1998), 301.
6. Pir Vilayat Khan, de *Alchemical Retreat* at Abode of the Message, outubro de 1988.
7. John Bradshaw, *Homecoming: Reclaiming and Championing Your Inner Child* (Nova York: Bantam, 1992); idéias interessantes sobre o desenvolvimento da criança; também *Bradshaw on: The Family* (Health Communications, Inc. 1988).
8. Pandit Rajmani Tigunait, *The Power of Mantra and the Mystery of Initiation* (Honesdale, PA: Yoga International Books, 1996).
9. Swami Rama, *The Path of Fire and Light*, vol. 11 (Honesdale, PA: Himalayan International Institute, 1988).
10. Hazrat Inayat Khan, *The Sufi Message of Hazrat Inayat Khan*, vol. 5 (Genebra: International Headquarters Sufi Movement, 1979), 137.

Sugestões de Leitura

Davies, J. M. e M. G. Frawley, *Treating the Adult Survivor of Childhood Sexual Abuse*, Nova York, Basic Books, 1994

Gardner, Kay, *Sounding the Inner Landscape*, San Francisco, HarperCollins, 1997.

Lingerman, Hal A., *The Healing Energies of Music*, Wheaton, IL., Quest Books, 1995.

Lingerman, Hal A., *Life Streams: Journeys into Meditation and Music*, Wheaton, IL., Quest Books, 1988.

Maslow, Abraham H., *The Farther Reaches of Human Nature*, Nova York, Penguin Books, 1971.

Montello, Louise, "Exploring the Causes and Treatment of Musical Performance Stress: A Process Oriented Group Music Therapy Approach", *in Music Medicine*, org. por R. Spintge e R. Droh, St. Louis, MMB Music, Inc., 1992.

Psychological Trauma, org. por Bessel van der Kolk, Washington, DC, American Psychiatric Press, 1987.

Rudhyar, Dane, *The Magic of Tone and the Art of Music*, Boulder, Shambhala, 1982.

Schopenhauer, Arthur, *The World as Will and Representation*, vol.1, trad. para o inglês de E. F. J. Payne, Nova York, Dover, 1966.

Swami Rama, Rudolph Ballantine e Alan Hymes, *The Science of Breath*, Honesdale, PA, Himalayan Institute, 1979.

Terr, Lenore C., "Childhood Traumas: An Outline and Overview", *American Journal of Psychiatry* 148 (1991), 1020.

Tomatis, Alfred A., *The Conscious Ear*, Nova York, Station Hill Press, 1991.

The Upanishads, trad. para o inglês de Juan Mascaro, Nova York, Penguin Books, 1965.

Glossário

Afecções de vitalidade — Propriedades de sentimentos (e também da música) que representam os elementos dinâmicos não-referenciais e subjacentes associados a certos estados emocionais.

Alquimia — Processo místico de transformar a escuridão (chumbo) em luz (ouro).

Ambiente de sustentação — Continuidade não-específica e confortadora proporcionada pela presença percebida da mãe benigna.

Apana — Corrente respiratória associada ao fluxo descendente da energia (ou expiração).

Arquétipos — Imagens primordiais, semelhantes aos motivos culturais, representadas em toda parte ao longo da história. Seus traços principais são poder, profundidade e autonomia. Padrões inatos e herdados de desempenho psicológico, ligados ao instinto e, quando ativados, presentes no comportamento e na emoção.

Arrebatamento — Tendência das pessoas e dos objetos a sincronizar-se com um ritmo dominante.

Atitude de testemunho — Postura de auto-observação e audição interior.

Atitude impessoal — Estado de completa equanimidade e receptividade à inspiração e orientação divina.

Auto-afirmação musical — Instantâneo improvisado da vida interior num ponto determinado do tempo.

Auto-reflexivo — Aquilo que reflete nossa vida interior.

Camadas — Segundo a tradição yóguica, os cinco níveis da consciência ou ser, com o nível mais evoluído inserido em outro.

Cântico — Preito cantado à Divindade interna e externa.

Chakra — Literalmente, "roda" ou "círculo". Na filosofia oriental, um dos sete ou mais centros de consciência localizados ao longo da espinha, do cóccix ao topo da cabeça.

Chakra da garganta — Centro do espaço infinito, da criatividade superior, da inspiração e do estímulo; morada da criança divina.

Conhecido impensado — Lembrança orgânica (celular) do clima emocional da vida; o mundo dos primeiros anos de vida internalizado como "música interior", experimentada de modo quase imperceptível, mas insinuante (por exemplo, fome, melancolia, ansiedade); está, portanto, entranhado no tecido da consciência.

Consciência — Estado de ser; lucidez.

Consciência unitária — Estado no qual toda dualidade foi transcendida; o mais alto objetivo da ciência yóguica.

Cortisol — Hormônio do *stress*.

Diafragma — Músculo em forma de cúpula preso às duas últimas costelas e que separa o tórax do abdome; abaixa-se quando inspiramos e levanta-se quando expiramos, a fim de expelir o ar.

Dissociação — Cisão entre a mente e o corpo como defesa contra disfunção somática e conflito psíquico.

Dissonância — Desacordo, ausência de harmonia.

Ego — Aspecto da consciência que organiza as impressões sensoriais do ponto de vista do "eu" pessoal.

Emoções — Sinais psicobiológicos inatos que servem de fontes de informação para a pessoa psicologicamente consciente, emanados das quatro instâncias instintivas primárias: autopreservação, sono, alimento e sexo.

Empreendedor — Responsável pelo eu.

Endorfinas — Substâncias produzidas e liberadas pelo cérebro que funcionam como poderoso analgésico e estimulante do humor.

Entonação — Som intencional emitido para obter saúde ou cura.

Espaço de transição — Campo de folguedo no qual a dinâmica emocional, oriunda da relação da criança com pessoas ou objetos, pode ser examinada, vivenciada em símbolo, pensada e possuída.

Essência — A onda de serenidade que nos conecta imediatamente com nossa natureza essencial, que é bem-aventurança, consciência e beleza.

Estado alterado — Estado qualitativamente diferente da consciência normal desperta.

Estado hipnagógico — Estado intermediário entre sono e vigília, caracterizado pelas ondas cerebrais *theta*.

Eu profundo — A essência do ser, infinitamente saudável, criativa e progressista.

Eu Superior — Parte de nós conectada à essência divina; eu profundo.

Experiência de pico — Momento de bem-aventurança em que estamos em contato com a perfeição de nossa verdadeira natureza.

Falso eu — Estrutura defensiva de caráter que protege o eu real, criativo e vulnerável de agressões e/ou traições por parte de pais ou responsáveis egoístas e perpetradores de abusos; personalidade "como se".

Fratura — Mecanismo de defesa pelo qual o ego frágil, incapaz de suportar a tensão entre dois sentimentos conflitantes com respeito à mesma pessoa, objeto ou evento (por exemplo, amor e ódio pela execução de música), nega e congela o sentimento mais perigoso ou inadequado; o sentimento proibido é então ocultado da consciência a fim de eliminar a confusão e a ansiedade.

Graça — Revelação ou dom do Eu Superior.

Grande cadeia do ser — Conceito yóguico das camadas; inclui corpo, energia/respiração, mente, intelecto/intuição e bênção.

Harmônicos — Série de tons altos quase inaudíveis que se originam de um único tom fundamental, dando brilho e especificidade tanto aos instrumentos musicais quanto à voz humana.

Hemisfério direito do cérebro — Aspecto emocional, receptivo e integrativo da consciência musical.

Hemisfério esquerdo do cérebro — Operação analítica e seqüencial; habilidades verbais.

Hipervigilância — Atenção extrema; incapacidade de relaxar.

Homeostase — Estado normal do corpo capaz de conservar uma condição uniforme de saúde.

Ida — Um dos três grandes canais de energia, correspondente à energia lunar e situado no lado esquerdo da coluna espinal.

Inconsciente coletivo — Atividade psicológica inata que transcende a experiência pessoal e liga-se diretamente às bases arquetípicas e instintivas da vida humana (por exemplo, bruxa, herói).

Inconsciente pessoal — Lembranças esquecidas e/ou reprimidas.

Inteligência Musical Essencial — Capacidade natural para usar a música e o som como instrumentos de auto-reflexão e transformação, a fim de propiciar saúde perfeita e bem-estar.

Introjetos — Características internalizadas dos pais ou responsáveis primários que podem assumir vida própria quando não percebidas conscientemente.

Kokoro — Palavra japonesa que significa "mente do coração".

Mal-adaptado. Não-prestativo, negativo ou destrutivo.

Mandala — Desenhos circulares que atuam como receptáculos do material simbólico oriundo da vida interior.

Mantra — Sílaba-semente universal da divindade, usada como objeto de meditação.

Materese — Padrão exclusivo de sons que pais do mundo inteiro usam para comunicar-se com os filhos; fala melódica comunicada em tom bastante alto.

Mecanismo de defesa — Esforço ativo, por parte do ego, a fim de proteger-se do perigo — tipicamente, desaprovação, falta de amor e perda de poder — e seus efeitos desagradáveis durante o desenvolvimento e no curso da vida.

Meditação com mantra — Prática que consiste em sentar-se descontraidamente e repetir várias vezes um mantra em total concentração, até a mente se fundir com a essência da palavra e alcançar um estado de paz e equilíbrio.

Memória celular — Memória orgânica, oposta à cognitiva ou pessoal. As crianças processam as lembranças dessa maneira, e também as pessoas traumatizadas.

Mente sensório-motora — Recebe as impressões dos sentidos e coordena-as com as respostas motoras.

Místico — Pessoa que procura transcender os limites do ego por meio da experiência direta e subjetiva do Divino.

Modelo espectral das emoções — Preceitua que todas as emoções são inerentemente neutras (nem boas nem más) e que a cura da mente-corpo utiliza o espectro total das emoções.

Música interior — Pano de fundo quase inaudível da consciência (emocional/instintiva) que nos acompanha ao longo das diversas etapas de desenvolvimento da vida.

Nada yoga — Ciência sagrada do som.

Nigguns — Canções judaicas tradicionais, sem palavras.

Objeto de transição — A primeira posse "não eu" da criança, algo inanimado mas muito estimado, que ela usa no curso da separação emocional do objeto primário de amor, sobretudo em períodos de *stress*.

Om (aum) — Mantra universal, condizente com os estados de vigília, sonho e sono. A parte silenciosa representa o quarto estado, *turiya* (bem-aventurança).

Paradoxo — Técnica das antigas tradições de sabedoria que se vale da contradição para romper a dualidade dos opostos e abrir caminho a uma verdade mais profunda de união e unicidade.

Pingala — Um dos três grandes canais de energia, situado ao longo da coluna espinhal, do lado direito, correspondente à energia solar do corpo.

Poder superior — Aspecto onipresente e onisciente do eu, no âmago de todas as coisas.

Polaridade — Extremo no qual um aspecto de um par de opostos é vivenciado como desejável, ao passo que o outro é considerado inferior ou repulsivo.

Princípio "iso" — Conceito de musicoterapia segundo o qual o terapeuta, ao selecionar música no contexto do tratamento, tenta primeiro harmonizá-la com o humor do cliente antes de induzi-lo a um estado emocional mais desejável (*iso* significa "o mesmo").

Psiconeuroimunologia — Ramo da medicina que estuda as inter-relações entre a mente (psico), o sistema nervoso (neuro) e o sistema imunológico (imunologia).

Reação de lutar ou fugir — Reação do sistema nervoso simpático que prepara o corpo para defender-se ou fugir de uma ameaça.

Samana — Corrente respiratória associada ao plexo solar; energia ígnea usada para digerir o alimento, impor e dominar.

Shakti — Deusa hindu que simboliza uma das duas forças polares originais (equivalente feminino de Shiva); a dispensadora da vida; senhora da criação divina e do reino da forma.

Shiva — Deus hindu que simboliza uma das duas forças polares originais (equivalente masculino de Shakti); a consciência pura, não-manifesta; consciência sem forma.

Shushumna — Estado altamente criativo e fugaz, que ocorre durante a mudança de predomínio entre as narinas direita e esquerda; pode estimular a cura espontânea e canalizar fontes mais profundas de beleza estética ou sabedoria.

Símbolo — Acumuladores, transformadores e condutores de energias psicológicas.

Sinestesia — Sobreposição de sentidos pela qual um deles é estimulado, mas a resposta ocorre em outro, como por exemplo "ouvir" cores, "ver" sons, "degustar" formas, etc. Não se deve confundir com metáfora, como na poesia; vem acompanhada de uma sensação de certeza ou "*eureka*"; não é apenas um estado de percepção, mas também de conhecimento.

Sistema ayurvédico dos cinco elementos — Terra, água, fogo, ar e éter, componentes de todas as formas de vida que conhecemos.

Sistema límbico — Centro cerebral associado às emoções e aos instintos.

Sistema nervoso autônomo — A parte do sistema nervoso que regula o músculo cardíaco, a pulsação, a digestão, a musculatura lisa e o sistema glandular.

Sistema nervoso parassimpático — Uma das duas subdivisões do sistema nervoso autônomo (a outra é o sistema nervoso simpático); descontrai o corpo e ajuda na digestão, na eliminação e no relaxamento.

Sistema nervoso simpático — Parte do sistema nervoso autônomo que tende a aumentar a pressão sanguínea e os batimentos cardíacos, ao mesmo tempo que inibe as secreções glandulares; prepara o corpo para a luta ou a fuga.

So-ham — "Eu sou isto"; mantra universal que reflete o som natural da respiração (entoe "so" na inspiração e "ham" na expiração).

Som não-produzido — Centro da bem-aventurança no âmago do coração.

Subpersonalidade — Parte resistente do eu que representa aspectos internalizados de um ou ambos os pais (ou responsáveis); aspecto do eu fraturado e paralisado em seu desenvolvimento (por exemplo, a criança interior).

Tantra — Dança sagrada das dualidades interpenetrantes; a yoga da reunião da dualidade ou restauração do separado na unidade.

Tensão de sustentação — Capacidade de conviver com sentimentos difíceis.

Testemunho — Processo de voltar a atenção para o interior e tornar-se observador imparcial das permutas do corpo, da mente e das emoções.

Trading fours — Técnica de *jazz* pela qual os músicos vão improvisando sucessivamente quatro compassos, cada um sob forma de melodia, opondo-se um ao outro ou criando motivos originais.

Transe — Estado alterado de consciência.

Udana — Corrente respiratória para cima e para fora; força que aciona o ato fisiológico de vomitar.

Vyana — Corrente respiratória associada à circulação da energia pelo corpo todo; evolução da imagem do corpo e da sexualidade.

Yantra — Diagrama geométrico, às vezes composto de um pequeno ponto rodeado de círculos, triângulos e quadrados (todos simbólicos), utilizado como foco de meditação.

Créditos

Agradecemos a permissão de uso do seguinte
material coberto por *copyright*:

Imagens das pp. 46 e 47 de *Cymatics: A Study of Wave Phenomena and Vibration*, de Hans Jenny. © 2001 MACROmedia. Com permissão de MACROmedia, 219 Grant Road, Newmarket, NH 03857. www.cymaticsource.com

De *The Kabir Book*, de Robert Bly. © 1971, 1977 de Robert Bly. © 1977 de Seventies Press. Com permissão de Beacon Press, Boston.

De *Diary of a Baby*, de Daniel N. Stern. Nova York, Basic Books, 1990. Com permissão de Perseus Books.

De *The Collected Poems of Langston Hughes*, de Langston Hughes, © 1994 de The Estate of Langston Hughes. Com permissão de Alfred A. Knopf, divisão da Random House, Inc.

Diagramas das pp. 68 e 83 e ilustração da p. 120 de *Yoga and Psychotherapy: The Evolution of Consciousness*, por Swami Rama, Rudolph Ballantine e Swami Ajaya. Honesdale, Pa., The Himalayan Institute, © 1976. Com permissão do Himalayan Institute.

Quadro da p. 119 de *Psychotherapy East and West: A Unifying Paradigm*, por Swami Ajaya. Honesdale, Pa., The Himalayan Institute, © 1983. Com permissão do Himalayan Institute.

De *The Sufi Message of Hazrat Inayat Khan*, vol. 5, Genebra, International Headquarters Sufi Movement, 1979. Com permissão de The Sufi Movement, The Netherlands.

Foram empreendidos todos os esforços no sentido de obter permissão para o material citado neste livro. Quaisquer outros detentores de *copyright* são convidados a contatar o editor para que os devidos créditos sejam consignados em futuras edições.